LONG COVID

WENN CORONA BLEIBT

Florian Schilling

LONG COVID

WENN CORONA BLEIBT

Florian Schilling

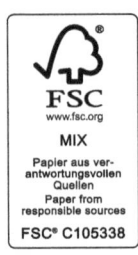

Bibliografische Information der Deutschen Nationalbibliothek:
Die Deutsche Nationalbibliothek verzeichnet diese Publikation in der
Deutschen Nationalbibliografie; detaillierte bibliografische Daten sind im
Internet über http://dnb.dnb.de abrufbar.

© 2021 Florian Schilling

Lektorat: Franz Strohmeier

Grafik: Adnan Tignan

Herstellung und Verlag: BoD – Books on Demand, Norderstedt

ISBN: 978-3-7557-5278-3

5

6

7

VORWORT

Long-Covid hat sich in der öffentlichen Diskussion zu einem Totschlag-Argument entwickelt. Unabhängig von akuten Erkrankungszahlen („Inzidenz"), Krankenhausauslastung (Intensivbettenbelegung), R-Wert oder sonstigen epidemischen Kennzahlen wird im Zweifelsfall auf Long-Covid verwiesen und daraus eine Handlungsnotwendigkeit abgeleitet. Dabei stehen konkrete Zahlenerhebungen zu diesem Thema nach wie vor aus. Weder wurde in groß angelegten Studien untersucht, mit welcher Häufigkeit Long-Covid eigentlich auftritt, noch wer warum in welchem Umfang betroffen ist. Schlimmer noch: Langzeit-Beobachtungsstudien, die ergründen, wie sich Long-Covid bei den Betroffenen entwickelt, fehlen vollständig. Eine notdürftig zusammengezimmerte medizinische Leitlinie ist momentan alles, womit unser Staat und unser medizinisches System aufwarten können. Der Großteil dieser Leitlinie beschäftigt sich damit, was Long-Covid alles nicht ist – sie entwickelt also eine lange Liste an Punkten, die bei Long-Covid ausgeschlossen werden müssen, um überhaupt die Diagnose stellen zu können. Was das Krankheitsbild aber ausmacht und was vor allem therapeutisch zu tun ist, nachdem die Ausschlussdiagnostik erfolgt ist – darüber schweigt sich die Leitlinie weitestgehend aus. Daher ist Eines vorprogrammiert: Zahlreiche Betroffene werden in der ein oder anderen Form durch das Raster unserer medizinischen Versorgung fallen. Manche werden „Glück haben" und Organveränderungen aufweisen, die sich mithilfe konventioneller Diagnostik nachweisen und damit auch behandeln lassen. Diesen Veränderungen, den damit verbundenen Beschwerden sowie den entsprechenden diagnostischen und therapeutischen Ansätzen widmet sich Teil 1 dieses Buchs. Viele Betroffene werden aber die dort beschriebene Abklärungstournee komplett durchlaufen und am Ende dennoch ohne greifbare Diagnose dastehen. Sehr wahrscheinlich werden sie an diesem Punkt als psychosomatischer Fall eingestuft. Ihre Beschwerden werden also nicht auf physische, körperliche Veränderungen zurückgeführt, gegen die sich konkrete medizinische Gegenmaßnahmen richten könnten. Stattdessen wird argumentiert, die vom Patienten berichteten *physischen* Beschwerden seien *psychischen* Ursprungs. Damit bleibt als therapeutischer Ansatz nur die Psychotherapie – was allzu häufig letztlich auf Psychopharmaka hinausläuft. Neuroleptika und Antidepressiva sollen nun richten, was anderweitig nicht erklärbar war. Dieser Ansatz wird sich allerdings in den allermeisten Fällen als Sackgasse erweisen, da es sich bei Long-Covid um *somato-psychische* Probleme handelt, also Veränderungen auf körperlicher Ebene, die dann das psychische Wohlbefinden schädigen. Für alle Beteiligten birgt dies enormes Frustrationspotenzial. Vielen Menschen ist genau dies in der Vergangenheit passiert; Patienten mit CFS (Chronic Fatigue Syndrom), ME (Myalgische Enzephalomyelitis), Fibromyalgie, Pfeifferschem Drüsenfieber (EBV, Mononukleose) oder Neuroborreliose können hier von jahrelangen

10

Odysseen und Leidensgeschichten berichten. Vielleicht – und dann hätte die ganze Situation wenigstens einen positiven Aspekt – richtet sich dank Corona nun genügend Aufmerksamkeit auf das Phänomen der postinfektiösen (insbesondere postviralen) Syndrome. Und damit auch auf deren Kernprobleme: Neuroinflammation, Mitochondrienschädigung und Autoimmunität sowie die zugrunde liegenden Krankheitsmechanismen wie Radikalenstress oder Silent inflammation. Vielleicht schaffen wir es nun, diese Probleme längerfristig und nachhaltig im Bewusstsein des medizinischen Mainstreams zu verankern. Zu wünschen wäre es uns allen, vor allem aber denen, die unter all diesen atypischen, chronischen Krankheitsprozessen leiden. Ich hoffe, dieses Buch kann allen Betroffenen ein guter Wegbegleiter sein, ein Leitfaden zur Wiedererlangung körperlicher und seelischer Gesundheit. Sie können die einzelnen Kapitel als Checkliste nutzen, insbesondere die Zusammenstellung der erforderlichen diagnostischen Schritte, und sie mit dem Therapeuten Ihres Vertrauens durcharbeiten. Seien Sie nicht frustriert, wenn sich Ihr angestammter Hausarzt vielleicht weigert, die entsprechenden Untersuchungen durchzuführen. Es gibt mittlerweile genügend Praxen in Deutschland, die mit diesen Themen vertraut sind. Hinweise zur Therapeutensuche finden Sie im Anhang.

Machen wir uns nichts vor – es wird ein langer Weg sein, Sie werden Kraft und vor allem Geduld benötigen, um ans Ziel zu kommen. Auch bei korrekter Vorgehensweise braucht es häufig mehrere Monate, um nachhaltig-positive Veränderungen herbeizuführen. Der entscheidende Punkt ist aber: Es ist möglich. Menschen vor Ihnen sind diesen Weg erfolgreich gegangen, und von ihnen durften wir viel lernen. Ihnen ist dann auch dieses Buch gewidmet, sie sind die Lehrmeister, die uns das Werkzeug bereitstellen, um diese Situation zu bewältigen.

Florian Schilling,

München, November 2021

TEIL 1: LONG-COVID AUS DER KONVENTIONELLEN PERSPEKTIVE

WAS IST LONG-COVID?

EINE ERSTE ANNÄHERUNG

Diese Frage ist nicht leicht zu beantworten. Das mag auf den ersten Blick seltsam anmuten, da Long-Covid aktuell ein sehr prominentes Thema mit großer Präsenz in den Medien ist. Tatsache ist aber, dass es bisher keine einheitliche Definition für diesen Zustand gibt, geschweige denn standardisierte diagnostische und therapeutische Richtlinien. Wir befinden uns hier noch am Anfang eines Lernprozesses. Fakt ist: Ein Teil der Menschen, die an Covid-19 erkranken, leiden auch nach Ende der akuten Infektion an Symptomen. Dabei gibt es sowohl zeitlich als auch qualitativ Unterschiede. Grob lässt sich die Situation folgendermaßen gliedern:

- **Zeitlich**: Die Symptome dauern länger als 4 Wochen oder länger als 12 Wochen an.
- **Beschwerden**: Akute Covid-19-Symptome klingen nicht ab oder es treten zeitversetzt neue Symptome auf, die in der akuten Phase nicht vorhanden waren.

Dauer	Anhaltende Symptome aus der akuten Phase	Neue Symptome, die akut nicht vorhanden waren
> 4 Wochen	Verzögerte Heilung	Nein
> 12 Wochen	Long-Covid	Long-Covid

Abbildung 1: Zeitliche und qualitative Gliederung von Long-Covid-Beschwerden

14

Im Sinne einer chronischen Erkrankung sind vor allem die Fälle bedeutsam, in denen die Betroffenen länger als 12 Wochen an Beschwerden leiden. *Symptome, die länger als 4 Wochen andauern, aber binnen 12 Wochen verschwinden, entsprechen eher einer verlangsamten Heilungsphase, jedoch nicht einer chronischen Krankheit.* Wir wollen uns im weiteren Verlauf daher auf folgende Situation konzentrieren und sie als Long-Covid definieren:

Ein Patient leidet auch nach 12 Wochen noch an Symptomen der akuten Infektion oder an Symptomen, die erst im Anschluss an diese Infektion und zeitversetzt aufgetreten sind.

Was sich inzwischen abzeichnet: Art und Intensität der Beschwerden sind sehr unterschiedlich, ein einheitliches Krankheitsbild scheint sich eher nicht herauszubilden. Dieser Umstand lässt bereits zwei grundsätzliche Überlegungen zu: Zum einen scheint die individuelle Ausgangslage eine Rolle zu spielen, also ob schon vor der Infektion bestimmte Risikofaktoren oder Schwachpunkte vorlagen. Zum anderen dürfte der Verlauf der akuten Infektion von Bedeutung sein – je heftiger sie ausfällt, desto eher drohen im Anschluss dauerhafte Probleme.

DAS KRANKHEITSBILD COVID-19

Die Schweregrade von Covid-19 werden üblicherweise so eingeteilt:

Klassifikation	Definition	Symptome
Asymptomatische Infektion	Ansteckung mit SARS-CoV2 und dessen erfolgreiche Bekämpfung durch das Immunsystem	Keine
Milder Verlauf	Keine Lungenentzündung	Nur leichte, entsprechend einem grippalen Infekt: • Husten • Schnupfen • Leichtes Fieber • Kopfschmerzen • Störung des Geruchs- und Geschmackssinns
Moderater Verlauf	Lungenentzündung	Wie bei mildem Verlauf

Schwerer Verlauf	Schwere Lungenentzündung	Alle Symptome eines moderaten Verlaufs plus Symptome einer Lungenentzündung: Hypoxie und Atemnot
Komplizierter Verlauf	ARDS (akutes Lungenversagen) und/oder Hyperinflammation („Zytokinsturm")	Zeichen einer Sepsis (Blutvergiftung) bzw. eines Multi-Organ-Versagens

Abbildung 2: Schweregrade und Verlaufsformen von Covid-19

Covid-19 wird vielfach als reine Atemwegsinfektion aufgefasst – das ist aber nur für milde und moderate Verläufe zutreffend. Bei kritischem oder kompliziertem Verlauf „funktioniert" Covid-19 häufig anders. Drei Varianten können auftreten, wobei auch Kombinationen möglich sind:

a) Bei **ARDS** (Acute Respiratory Distress Syndrome: *akutes Lungenversagen*) kommt es durch eine massive Lungenentzündung zu einem Lungenversagen, wodurch eine Zwangsbeatmung (Intubation) nötig wird.

b) Eine **vaskuläre Erkrankung** (vaskulär: *die Blutgefäße betreffend)*, die vorwiegend durch Gefäßentzündungen und Gerinnungsstörungen mit Thrombosen und Embolien imponiert.

17

c) Eine **Hyperinflammation** (hyper: *übermäßig*; Inflammation: *Entzündung)*, bei der es durch eine unkontrollierte, überschießende Immunaktivierung zu lebensgefährlichen Entzündungsprozessen im gesamten Organismus kommt. Diese Variante ist auch als „Zytokinsturm" bekannt geworden.

Alle drei, entweder einzeln oder in Kombination, können zu einem Multiorganversagen führen. Medizinisch wichtig: In allen drei Fällen ist nicht mehr das Virus für das Geschehen verantwortlich. Viren sind zu diesem Zeitpunkt meist gar nicht mehr nachweisbar, die Erkrankung hat sich gewissermaßen verselbstständigt und an die Stelle der Infektion treten andere Krankheitsmechanismen. In diesem Stadium haben sich folgerichtig auch Therapien bewährt, die sich nicht gegen das Virus richten: Gerinnungshemmung und Entzündungshemmer oder Immunsuppressiva (*Medikamente, die das Immunsystem unterdrücken*). Was auf den ersten Blick seltsam wirkt, nämlich das Abwehrsystem bei einer hochakuten Infektionskrankheit zu hemmen, hat sich tatsächlich als enorm wirksamer und lebensrettender Eingriff erwiesen. Alle Patienten, die stationär im Krankenhaus behandelt werden, erhalten standardmäßig Gerinnungshemmer und alle, bei denen es zu einem kritischen Verlauf kommt, Steroide (Cortisol). Gerade bei schwerer Erkrankung treten Phänomene auf, die so gar nichts mit dem Virus selbst oder der ursprünglichen Atemwegsinfektion zu tun haben. Diese Tatsache deutet bereits an, dass es bei Covid-19 komplexe Mechanismen gibt, die deutlich über einen Befall der Atmungsorgane hinausgehen. Unterstrichen wird diese Erkenntnis, wenn man einen Blick auf die Vorerkrankungen wirft, die das Risiko für einen schweren Verlauf von Covid-19 erhöhen. Sie stehen nämlich allesamt nicht in direkter Verbindung zum Atemtrakt: Diabetes mellitus, Adipositas und Hypertonie (*Bluthochdruck*)! Interessanterweise haben diese Erkrankungen zwei wesentliche Gemeinsamkeiten: die starke Bildung von **freien Radikalen** sowie eine **Silent inflammation** (chronische, häufig unbemerkte Entzündung im Organismus). Wir werden uns mit beiden Themen genauer beschäftigen, da sie auch bei möglichen Langzeitfolgen eine große Rolle spielen.

Freie Radikale und versteckte Entzündungen sind Risikofaktoren für einen schweren Krankheitsverlauf bei Covid-19, gleichzeitig aber auch wichtige Säulen im Falle einer Chronifizierung (Long-Covid).

WELCHE BESCHWERDEN SPRECHEN FÜR LONG-COVID?

Wir haben bereits die zeitliche Zuordnung als wichtiges Kriterium besprochen, wenn es darum geht, Long-Covid zu definieren:

- Dauer der Beschwerden > 12 Wochen nach der akuten Infektion
- Beschwerden der akuten Infektion dauern an oder neue treten auf, die vor der akuten Infektion nicht vorhanden waren.

Zahlreiche Untersuchungen haben sich bereits damit beschäftigt, „typische" Symptome herauszufiltern, aus denen sich auf eine etwaige Long-Covid-Erkrankung schließen lässt. Dabei haben sich drei Beschwerde-Gruppen als Schwerpunkte herauskristallisiert:

Typische Beschwerden bei Long-Covid	
Atmung (respiratorisch)	• Atemnot • Husten
Nervensystem (*neurologisch*)	• Fatigue • Kopfschmerzen • Riechstörung • Brain Fog (Konzentrations- und Gedächtnisstörungen)
Psychiatrisch	• Depression • Angstzustände

Abbildung 3: Die häufigsten Symptome bei Long-Covid-Patienten[1,3]

20

Die neuro-psychiatrischen Symptome, allen voran die Fatigue, stechen deutlich hervor. Was genau versteht man aber unter Fatigue? Wörtlich übersetzt bedeutet es „Müdigkeit". Allerdings verbirgt sich hinter diesem Begriff eine ganz besondere Form der Müdigkeit:

> Die Müdigkeit bei **Fatigue** ist nicht einfach konstant da, sondern tritt nach auch nur geringster körperlicher Belastung auf. Es besteht ein krasses Missverhältnis zwischen dem Ausmaß der körperlichen Betätigung und der daraufhin einsetzenden Müdigkeit. So kann es beispielsweise vorkommen, dass bereits Treppensteigen von einem Stockwerk zum nächsten eine Zwangspause erforderlich macht. Für die Betroffenen ist dieser Zustand mitunter verheerend. Bereits einfachste tägliche Verrichtungen werden zur Qual oder nahezu unmöglich: einkaufen gehen, Hausarbeit erledigen, Kochen, mit den Kindern spielen … von Arbeiten und Sport gar nicht erst zu reden.

Von diesem Fatigue abzugrenzen ist die körperlich-geistige *Erschöpfung im Anschluss an die akute Infektion*. Dieser Zustand ist nicht krankhaft, sondern vielmehr eine natürliche Reaktion unseres Körpers auf die Infektion. Um sie zu bekämpfen, ist eine massive Aktivierung des Immunsystems erforderlich. Milliarden von Abwehrzellen werden gebildet und ins Gefecht geschickt. Und jede einzelne dieser Abwehrzellen benötigt Energie – viel Energie. Tatsächlich erreicht der Energieverbrauch des Immunsystems in dieser Situation ähnliche Größenordnungen wie bei intensivem Sport. Während Sie eine Infektion bekämpfen, verbrennen Sie hierfür unter Umständen vergleichbar viele Kalorien wie bei einem Marathonlauf! Dass Ihr Körper in dieser Situation an anderer, weniger kritischer Stelle Energie einspart (Gehirn und Muskulatur) ist sinnvoll und wünschenswert.

Im Gegensatz zur Fatigue sind Riechstörungen häufig ein andauerndes Symptom aus der akuten Covid-19-Erkrankung. Der Verlust des Geruchs- und Geschmackssinns ist ja gerade eine der Besonderheiten von Covid-19, mit deren Hilfe man die Erkrankung von anderen Atemwegsinfektionen etwas abgrenzen kann.

Der Begriff **Brain Fog** bedarf vielleicht auch der Erläuterung. Wörtlich mit „Hirn-Nebel" übersetzt, versteht man unter diesem Oberbegriff vor allem Konzentrations- und Gedächtnisstörungen. Wir alle haben dieses Phänomen schon erlebt: Sie gehen zum Beispiel in einen anderen Raum, nur um kaum dort angekommen zu überlegen, warum Sie eigentlich hierhin gehen wollten. Vielleicht kennen Sie auch die folgende Situation: Sie wissen zu Hause genau, was Sie einkaufen wollen, im Laden selbst will es Ihnen aber partout nicht mehr einfallen. Das sind normalerweise alltägliche Lücken, mit denen man von Zeit zu Zeit zu kämpfen hat. Bei Menschen, die unter Brain Fog leiden, wird es allerdings zu einem Dauerzustand und nimmt bedenkliche Ausmaße an. Es gibt zum Beispiel Berichte von Betroffenen, die nicht mehr in der Lage waren, ihr Auto wiederzufinden. Diesen Menschen fällt es enorm schwer, einem Gespräch zu folgen, komplexe

Handlungsabläufe werden zu einem Problem, Lernvorgänge geradezu unmöglich. Für Studenten beispielsweise kann dies eine Unterbrechung oder schlimmstenfalls den Abbruch der Ausbildung nach sich ziehen, da sie schlicht nicht mehr in der Lage sind, den Lernstoff aufzunehmen.

Eine Auswertung des Universitätsklinikums Freiburg zeigt eindeutig die Dominanz neurologischer Beschwerden bei Long-Covid:

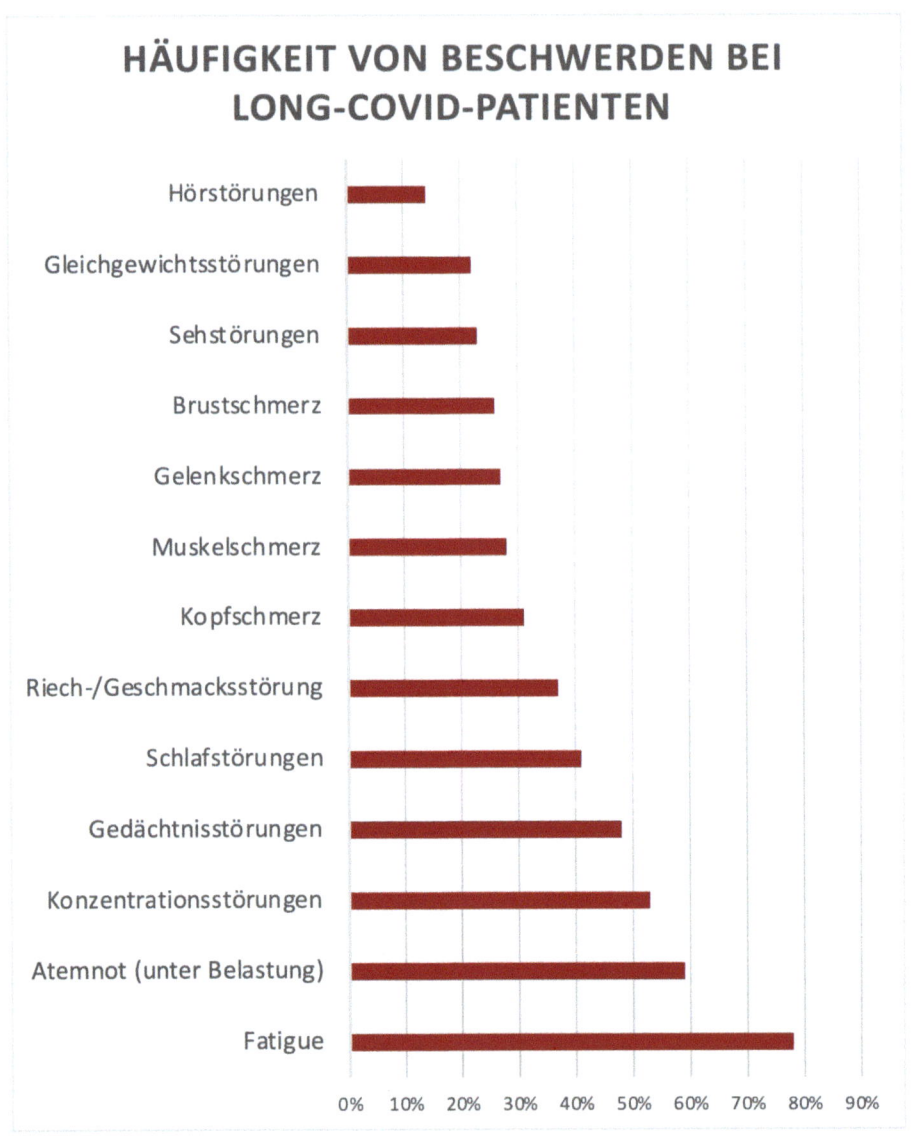

HÄUFIGKEIT VON BESCHWERDEN BEI LONG-COVID-PATIENTEN

Abbildung 4: Häufigkeit einzelner Beschwerden bei Patienten mit Long-Covid; deutlich zu sehen ist die hohe Bedeutung neurologischer Beschwerden[2]

24

Dabei dürfen Schmerzzustände nicht vergessen werden. Sie äußern sich zum einen in Form neu aufgetretener Schmerzen (Muskeln, Gelenke, Kopf), zum anderen in einer dramatisch erhöhten Schmerzempfindlichkeit. Bei den einen treten also Schmerzen ohne erkennbaren Auslöser auf, bei den anderen führen auch kleinste Schmerzreize zu einem deutlichen und intensiven Schmerzempfinden.

So weit das neurologische Bild. Eng damit verwandt, aber dennoch ein eigenes Feld, sind psychische Beschwerden. Auch sie sind ein Hauptmerkmal von Long-Covid: Immerhin ein Drittel der Betroffenen berichtet von Depressionen und Angstzuständen und das in einem Ausmaß, das die Lebensqualität deutlich beeinträchtigt[3]. Wir werden im Kapitel „Nervensystem" genauer untersuchen, warum dies so ist, und welche Gegenmaßnahmen geeignet sein könnten, um diese Zustände zu verbessern.

Diese Darstellung des Beschwerdebilds bei Long-Covid ist bei Weitem nicht vollständig. Zahlreiche andere Symptome können auftreten, in unterschiedlicher Intensität. Wichtig an dieser Stelle ist es, einen ersten Eindruck von der Thematik zu bekommen und sich für die Leitsymptome zu sensibilisieren, um so einschätzen zu können, ob man selbst oder ein Angehöriger von Long-Covid betroffen sein könnte. Eine umfangreiche Liste möglicher Beschwerden finden Sie im Anhang (S. 209).

Im ersten Teil dieses Buches werden wir nun Long-Covid aus konventioneller Sicht betrachten: Beschwerden, ihre diagnostische

Abklärung und Zuordnung zu spezifischen Organsystemen sowie die aktuellen Behandlungsempfehlungen. Bislang lassen sich vor allem die folgenden Schwerpunkte erkennen[4]:

- Lunge
- Herzkreislauf-System
- Nieren
- Immunsystem
- Nervensystem

Dabei werfen die neuropsychiatrischen (neurologisch: *das Nervensystem betreffend)* Beschwerden die meisten Fragen auf, wie wir sehen werden. Es scheint ein weiter Weg von einem Atemwegsinfekt zu einer Schädigung des zentralen Nervensystems. Dass dieser Weg tatsächlich gar nicht so weit ist, wird sich im Folgenden zeigen.

TEIL 1: LONG-COVID AUS SICHT DER SCHULMEDIZIN

ATMUNG UND LUNGE

Von allen potenziell betroffenen Organsystemen leuchtet der Atmungstrakt wohl am meisten ein, handelt es sich beim ihm doch um das vordergründige Betätigungsfeld von SARS-CoV2. Das Risiko für Langzeitfolgen in diesem Bereich steigt mit dem Schweregrad der ursprünglichen Covid-Erkrankung. Menschen mit milden und moderaten Verläufen leiden so gut wie nie unter den hier beschriebenen Problemen. Folgeschäden sind aber durchaus im Bereich des Möglichen, falls es im Rahmen der Infektion zu einer schweren Lungenentzündung kam oder gar zu einem ARDS (akutes Lungenversagen), in dessen Folge eine künstliche Beatmung erforderlich war. Im Kontext Long-Covid wird hier vor allem von zwei Beschwerden berichtet: anhaltender Atemnot und Husten. Erstere kann dabei in unterschiedlicher Ausprägung auftreten:

Ausprägung	Beschreibung
Schwere Atemnot	Tritt bereits in Ruhe oder bei kleinster körperlicher Belastung auf (Treppensteigen, kurze Gehstrecken)
Moderate Atemnot	Tritt bei normaler körperlicher Belastung auf (körperliche Arbeit)
Leichte Atemnot	Tritt nur bei stärkerer körperlicher Belastung auf (Sport)

Abbildung 5: Unterschiedliche Schweregrade der anhaltenden Atemnot

Radiologische Untersuchungen mittels Röntgen und CT ergaben zwei Veränderungen, die an den Lungen der Betroffenen typischerweise feststellbar waren: **Fibrosen** und die **Verengung der kleinen Bronchien**[5].

LUNGENFIBROSE

Unter einer Fibrose versteht man die Umwandlung ursprünglichen Gewebes in Bindegewebe. Fibrosen sind üblicherweise die Folge anhaltender Entzündungsprozesse oder traumatischer Gewebeschädigungen. Wir alle kennen Fibrosen in Form von Narben, in diesem Sinne dürfte fast jeder von uns eine „Fibrose" haben. Hautnarben sind dabei in der Regel aber kein größeres Problem und wenn doch, dann häufig vorwiegend optischer Natur. Anders verhält es sich bei Lungenfibrosen: Im Gegensatz zum ursprünglichen Lungengewebe kann das eingebaute Bindegewebe nichts zum Atmungsvorgang beitragen, im Gegenteil, es behindert ihn sogar. Das hat zwei Gründe:

- Bindegewebe ist nicht in der Lage, Gase auszutauschen. Weniger Sauerstoff gelangt ins Blut, während gleichzeitig die Abgabe von Kohlendioxid erschwert wird. Der Sauerstoffgehalt im Blut nimmt ab und die Versorgung aller Organe und Gewebe wird schlechter. Besonders Muskeln und Gehirn leiden unter dieser Minderversorgung, da sie den größten Sauerstoffbedarf haben. Was zunimmt, ist der CO_2-Gehalt im Blut, ein Phänomen, das als „Hyperkapnie" bezeichnet wird.

- Lungengewebe ist hochelastisch. Dies ist wichtig, da sich die Lunge im Rahmen der Ein- und Ausatmung zusammenziehen und entfalten muss. Man kann sich das wie einen Schwamm vorstellen, der sich mit Wasser vollsaugt (Einatmung) und anschließend ausgedrückt wird (Ausatmung). Bindegewebe ist relativ starr, sodass sich die Lunge schlechter be- und entlüften lässt. Die Folge: Das Luftvolumen pro Atemzug verkleinert sich. Der Effekt ist vergleichbar mit einem Korsett, das den Brustkorb einengt. Man spricht hier von einer restriktiven Lungenveränderung (restriktiv: *begrenzend, einengend, limitierend*).

VERENGUNG DER KLEINEN BRONCHIEN

Die Atemwege der Lunge (Bronchien) besitzen eine urtypische Form, sie verzweigen sich in immer kleinere Äste. Im Ergebnis ähnelt das einem auf dem Kopf stehenden Baum, weswegen man vom „Bronchialbaum" spricht:

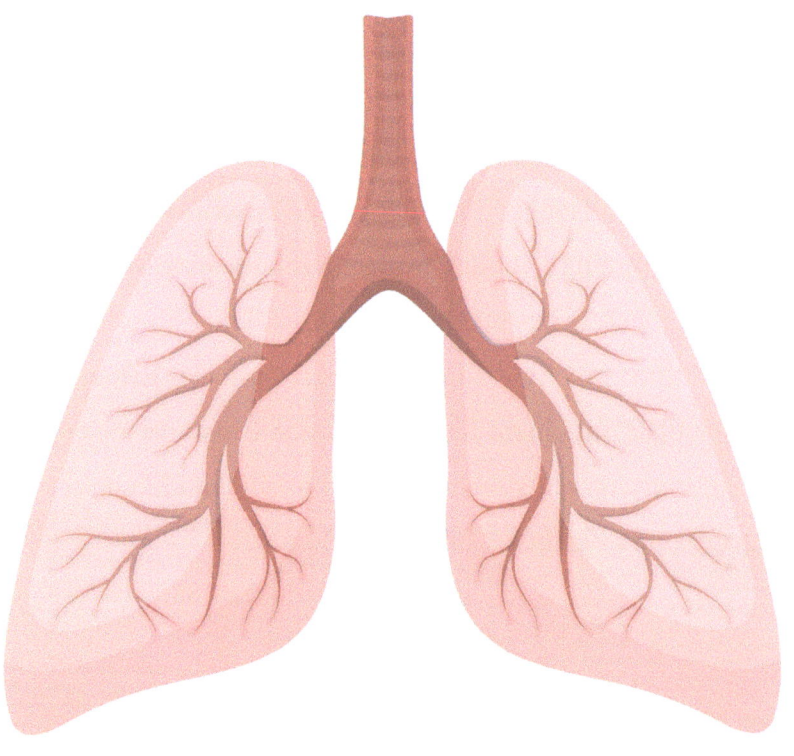

Abbildung 6: Die Aufzweigung der Atemwege im Bronchialbaum; Quelle: shutterstock.com/Panda Vector

30

Wie zu erkennen ist, nimmt der Durchmesser der Bronchien immer weiter ab. Während die großen Hauptbronchien noch eine Weite von mehreren Zentimetern aufweisen, verkleinert sich diese in den kleinsten Bronchien (Bronchiolen) auf weniger als einen Millimeter. Und genau hier wurden die Radiologen fündig. Im Rahmen der Infektion kommt es nämlich zu entzündlichen Prozessen, die langfristig zu einer Verengung der kleinen und kleinsten Bronchien führen. Diese Verengung wird dadurch erschwert, dass vermehrt Schleim gebildet und eingelagert wird:

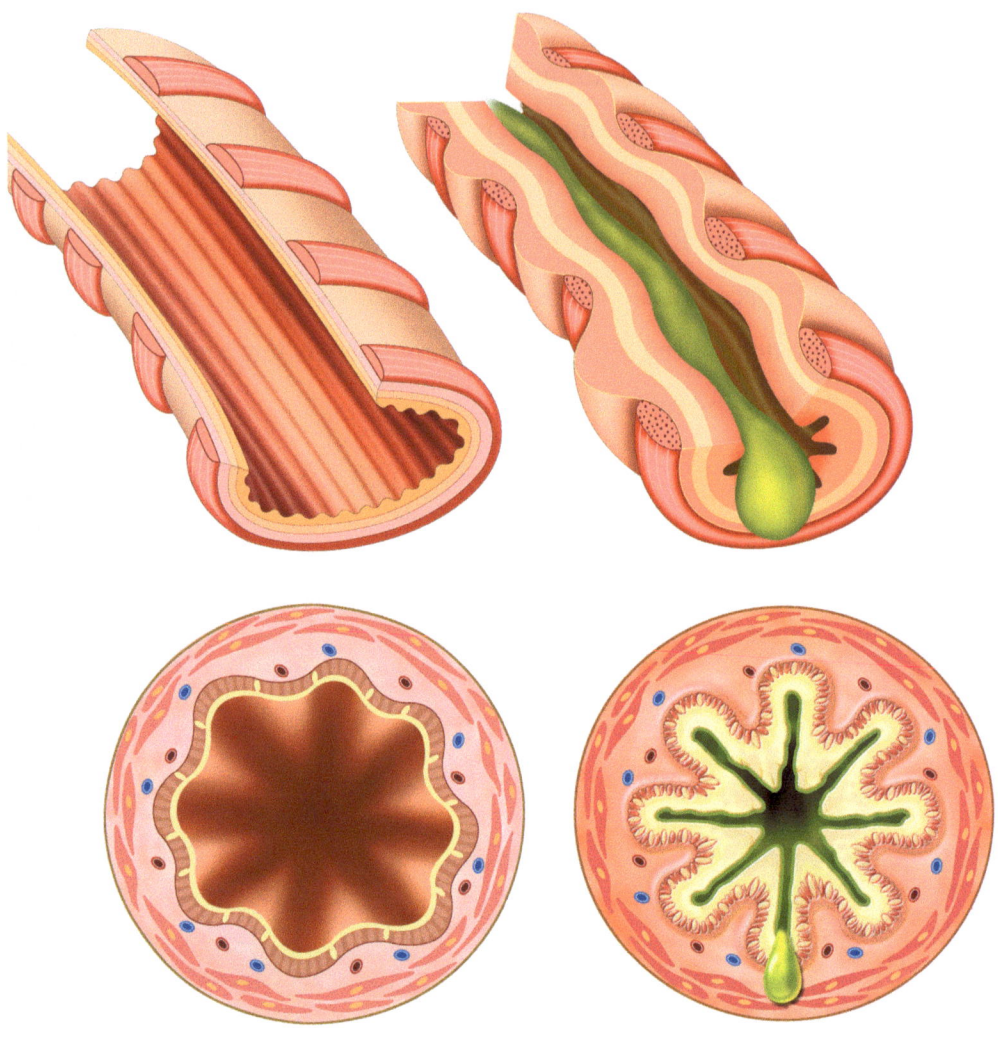

Abbildung 7: Verengung (Obstruktion) der kleinen Bronchien infolge von Entzündung und Schleimablagerung; *Quelle: shutterstock.com/ ilusmedical*

Man nennt dies in der Medizin eine Obstruktion (*Einengung*). Die Folgen für die Atmung sind gravierend, da sich der Widerstand in den Lungen

32

erhöht. Es fällt wesentlich schwerer, die Luft in den Lungen zu bewegen und letztlich nimmt das Luftvolumen pro Atemzug ab. Auch hier ist das Ergebnis also, dass weniger Sauerstoff in den Körper gelangt.

SYMPTOME DER LUNGENVERÄNDERUNGEN

Egal, ob „nur" eine Fibrose oder „nur" eine Obstruktion vorliegt oder ob beide in Kombination auftreten – die Beschwerden sind die gleichen, unterscheiden sich jedoch in ihrem Schweregrad:

Beschwerden durch Schädigung der Lungen
• Atemnot (in Ruhe oder unter Belastung) • Beschleunigte Atmung (normale Frequenz bei Erwachsenen: < 18 ×/Minute • Schwitzen • Herzrasen, Herzrhythmus-Störungen • Kopfschmerzen • Konzentrationsstörungen

Abbildung 8: Symptome bei Long-Covid durch Schädigung der Lungen

Alle diese Beschwerden sind dafür geeignet, den Betroffenen zu signalisieren: „Hier läuft etwas schief." Und spezifische Symptome wie Atemnot oder beschleunigte Atmung werden schnell in die richtige Richtung weisen. Was aber ist mit Beschwerden wie Schwitzen, Herzrasen, Kopfschmerzen oder Konzentrationsstörungen? Diese Probleme können

33

viele Ursachen haben und es kann ein langer Weg sein, sie auf eine durchgemachte Covid-19-Erkrankung zurückzuführen. Wie aber lässt sich dieser Zusammenhang nun sicher feststellen? Dazu wird es ärztlicher Unterstützung und zielgerichteter Diagnoseverfahren bedürfen. Ein Anfangsverdacht ließe sich durch die Messung des Sauerstoffgehalts im Blut erhärten, eine sogenannte „**Pulsoxymetrie**". Er wäre mehr oder weniger stark vermindert (< 95 %). Als weiterführende Verfahren kämen dann eine **Blutgasanalyse** und die **Lungenfunktionsprüfung** (Spirometrie) infrage. Die Analyse misst sowohl Sauerstoff als auch CO_2 im Blut. Ersterer wäre vermindert, letzteres erhöht. Die Lungenfunktionsprüfung kann zum einen den erhöhten Atemwiderstand nachweisen und zum anderen das verminderte Atemzugvolumen. Ein abschließender Beweis wäre dann ein bildgebendes Verfahren (Röntgen, CT), bei dem die Lunge radiologisch untersucht wird.

Diagnose-Verfahren bei Verdacht auf Lungenschäden

- Pulsoxymetrie
- Lungenfunktionstest
- Blutgasanalyse
- Thorax-CT/Thorax-Röntgen

Abbildung 9: Diagnoseverfahren bei Verdacht auf covidbedingte Lungenschäden

BEHANDLUNGSMÖGLICHKEITEN BEI LUNGENSCHÄDEN

Die covidbedingten Schäden am Lungengewebe lassen sich im Regelfall nicht rückgängig machen. Dies bedeutet aber nicht, dass es keine Möglichkeiten gibt, die Situation zu verbessern! Tatsächlich stehen bewährte Werkzeuge zur Verfügung, um den Betroffenen zu helfen. Die Verengung der Bronchien ist ein bekanntes Phänomen bei Asthmatikern; folgerichtig können bestimmte Asthma-Mittel eingesetzt werden, um die Bronchien wieder zu weiten. Man unterscheidet hier zwei Gruppen:

- **Controller**: Sie dienen der langfristigen Therapie und sollen die Situation grundsätzlich stabilisieren. Sie wirken vorwiegend entzündungshemmend. Hauptvertreter sind Steroide, vor allem das bekannte Cortisol. Controller werden als Dauermedikation eingesetzt und entfalten ihre Wirkung nicht sofort.
- **Reliever**: Ihre Aufgabe ist es, die Bronchien zu entkrampfen und dadurch schnell Erleichterung zu schaffen. Sie werden häufig bei Bedarf eingesetzt, falls die Controller-Medikation nicht ausreicht. Da sie die Wirkung des sympathischen Nervensystems nachahmen, spricht man von Beta-Mimetika. Ein bekannter Vertreter ist das Salbutamol.

Schwieriger ist die Lage bezüglich der Fibrose. Hier geht es vorwiegend darum, ein Fortschreiten zu verhindern. Oberste Priorität hat die

Behandlung der Obstruktion (vgl. oben) durch Controller und Reliever. Auch gibt es inzwischen spezifische medikamentöse Ansätze[6].

Therapiemöglichkeiten bei covidbedingter Lungenschädigung

Das Vorgehen ähnelt der Therapie bei Asthma bzw. COPD:

- Controller zur Langzeit-Therapie (Steroide, v. a. Cortisol)
- Reliever auf Bedarf und zur zusätzlichen Stabilisierung (Beta-Mimetika, z. B. Salbutamol)

Abbildung 10: Therapiemöglichkeiten bei nachgewiesener Lungenschädigung

KREISLAUFSYSTEM

AUSGANGSLAGE UND HINTERGRUND

Bereits das eigentliche Krankheitsbild Covid-19 zeichnet sich durch die häufige Beteiligung des Herzkreislauf-Systems aus, sowohl in Bezug auf das Gefäßsystem als auch das Herz selbst. Dies hat mehrere Ursachen und liegt vor allem in der Natur des Virus begründet. SARS-CoV2 ist auf bestimmte Strukturen angewiesen, um in unsere Zellen einzudringen. Diese Strukturen sind körpereigene Proteine, die sich auf der Oberfläche unserer Zellen befinden, sogenannte „Rezeptoren". Sie dienen eigentlich dazu, Hormone und andere Botenstoffe zu binden und anschließend in der Zelle entsprechende Effekte auszulösen. Im Falle von SARS-CoV2 geht es um zwei Rezeptoren, ACE2 und Neurolipin 1[7]. Ersterer ist mittlerweile aus den Medien recht bekannt, letzterer eher weniger. Neurolipin 1 wird nochmals wichtig werden, wenn wir uns mit dem Nervensystem beschäftigen, an dieser Stelle steht aber ACE2 im Vordergrund.

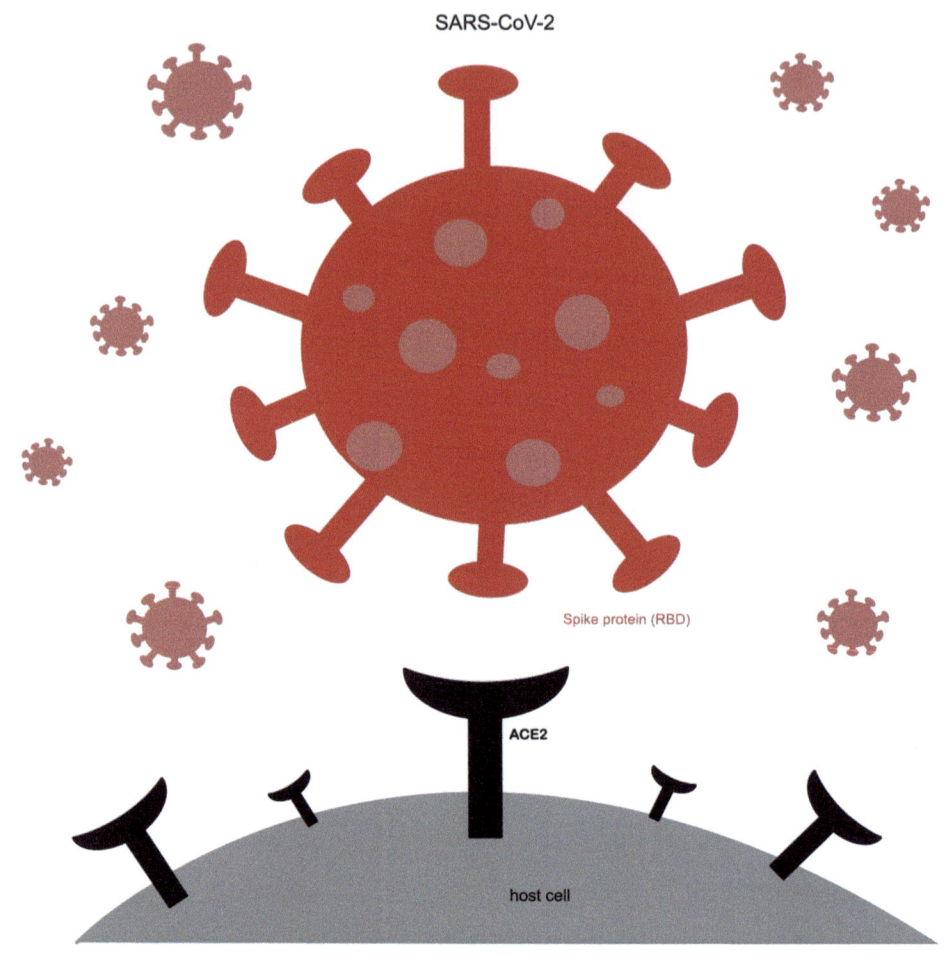

SARS-CoV-2

Spike protein (RBD)

ACE2

host cell

Abbildung 11: SARS-CoV2 bindet mit seinem Spike-Protein an einen ACE2-Rezeptor auf der Zelle und dringt anschließend in sie ein; *Quelle: shutterstock.com/Kateryna Kon*

ACE2 dient eigentlich der Blutdruckregulation, indem es die Gefäßweite steuert. Entsprechend finden sich diese Rezeptoren in hoher Dichte auf den Zellen der Gefäßinnenhaut (Endothel) und den Herzmuskelzellen, aber auch

38

im Lungen- und Darmgewebe. Je mehr ACE2-Rezeptoren eine Zelle hat, desto anfälliger ist sie für das Virus. Auf dessen Oberfläche befindet sich nämlich ebenfalls ein spezielles Protein, das das Andocken an ACE2 ermöglicht – das berühmte Spike-Protein. Da SARS-CoV2 ein Atemwegserreger ist, befällt es vorwiegend die Zellen der Lunge. Falls allerdings die Infektion nicht auf die Lunge begrenzt bleibt, gelangt das Virus in die Blutbahn und verteilt sich dort über den ganzen Körper – und mit ihm das Spike-Protein.

Jetzt können auch Gefäß- und Herzzellen befallen werden. Diese Eskalation ist einer der Gründe für schwerste und komplizierte Verläufe, die dann eine intensivmedizinische Betreuung erfordern. Stichwort Gerinnselbildung: Durch Infektion der Gefäßzellen werden ebendiese vom Immunsystem als Gegner erkannt und entsprechend bekämpft. In der Folge kommt es zu einer Entzündung der Gefäße. Diese Entzündung wiederum kann das Gerinnungssystem aktivieren und Thrombosen beziehungsweise Embolien auslösen – gefürchtete Komplikationen bei Covid-19, die unter anderem zu Schlaganfällen und Lungenembolien führen können.

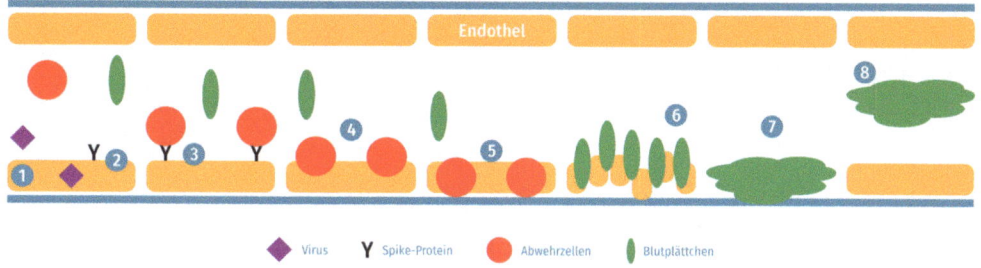

| Virus | Spike-Protein | Abwehrzellen | Blutplättchen |

Abbildung 12: Gerinnselbildung durch Entzündung der Gefäßinnenwand (Endothel) im Rahmen einer Corona-Infektion; (1) das Virus dringt in die Innenauskleidung der Blutgefäße (Endothel) ein, (2) die Endothelzellen zeigen das Spike-Protein auf ihrer Oberfläche, (3) Abwehrzellen ordnen das Endothel als infiziert ein und binden daran, (4) es kommt zu einem Entzündungsprozess an der Gefäßinnenwand, (5) die Entzündung aktiviert Blutplättchen (Thrombozyten) die sich zusammenlagern, (6) es bildet sich ein Thrombus, (7) der Thrombus löst sich und schwimmt in der Blutbahn, es kann nun zu einer Embolie kommen

Eine weitere Möglichkeit ist der Befall der Herzmuskelzellen. Auch hier kommt es zu einer Entzündung, einer sogenannten „Myokarditis" (*Herzmuskelentzündung*). Sie kann, bei entsprechend starker Ausprägung, zu anhaltenden Schäden am Herzen führen, die Herzleistung ist dann dauerhaft eingeschränkt (Herzinsuffizienz). Auch steigt das Risiko für Herzinfarkte an und das Auftreten von Herzrhythmus-Störungen wird begünstigt. Falls während der akuten Infektion Herzkreislauf-Beschwerden auftraten, ist es empfehlenswert, nach Abklingen der Erkrankung einen kardiologischen Check-up vorzunehmen. Grundsätzlich sollte dieser Check-up bei allen erfolgen, die einen schweren Krankheitsverlauf erlitten haben,

41

sowie bei Personen, bei denen Verdacht auf Long-Covid besteht. Dabei sollten die folgenden Untersuchungen abgedeckt sein:

Kardiologischer Check-up bei Verdacht auf Beteiligung des Herzkreislauf-Systems

- Blutdruckmessung
- EKG
- Ultraschalluntersuchung des Herzens („Doppler")
- Messung der Gerinnungsfunktion (PTT, D-Dimer, Fibrinogen)
- Blutbild mit Thrombozyten (Blutplättchen) und Hämoglobin (Hb)
- Ferritin (Eisenspeicher)
- NT-proBNP

Abbildung 13: Maßnahmenpaket zur Abklärung und Überwachung etwaiger Herzkreislauf-Probleme

Eine spezielle Eigenart von SARS-CoV2 ist die Veränderung verschiedener Blutkörperchen, sowohl weißer (Leukozyten, Abwehrzellen) als auch roter (Erythrozyten, Sauerstofftransport). Vielfach wurden Deformationen dieser Zellen beobachtet, was erheblichen Einfluss auf ihre Funktion nehmen kann[8]. Problematisch sind Deformationen vor allem für die roten Blutkörperchen. Sie müssen elastisch und verformbar sein, um in die kleinsten Gefäße, die Kapillaren, zu passen. Werden sie steif und weniger verformbar, bleiben sie in diesen Abschnitten des Gefäßsystems stecken. In der Folge kommt es zur Unterversorgung mit Sauerstoff in den betroffenen Körperregionen. Ein weiteres Problem: Die in ihrer Form veränderten

Blutkörperchen werden schneller abgebaut, es kann sich eine Blutarmut (Anämie) entwickeln. Dadurch verschlechtert sich die Sauerstoffversorgung im gesamten Körper zusätzlich. Im Labor kann dies auf zweierlei Arten auffällig werden, jeweils durch Veränderungen des Hämoglobinwertes: Überwiegt die „Verstopfung" der kleinsten Gefäße, bildet der Organismus mehr Blutkörperchen, um den Sauerstoffmangel auszugleichen, das Hämoglobin würde sich erhöhen. Überwiegt der Abbau der deformierten Erythrozyten, würde das Hämoglobin fallen.

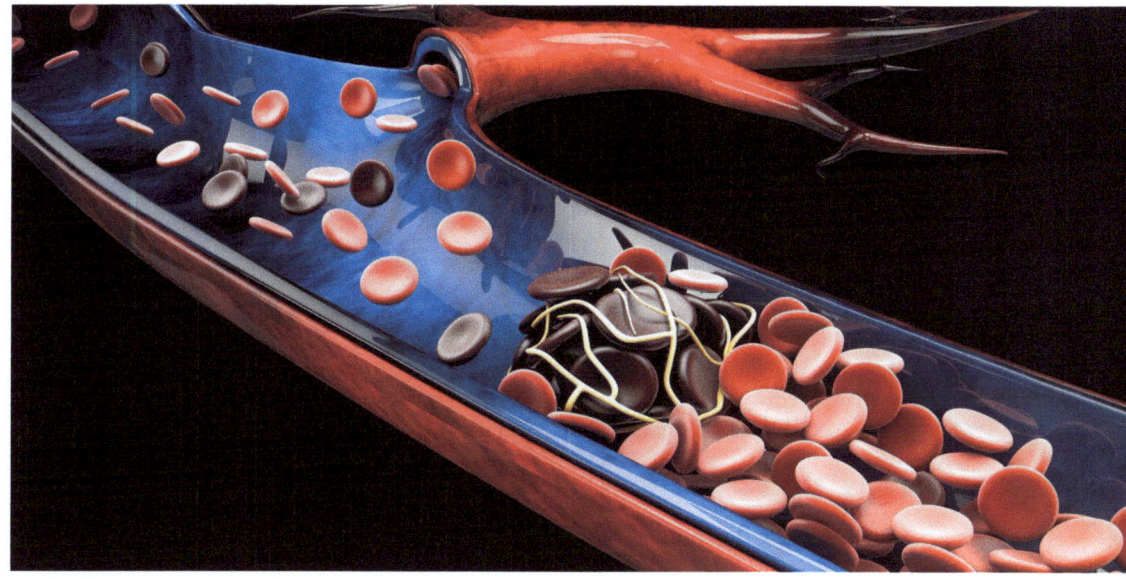

Abbildung 14: Deformierte rote Blutkörperchen verklumpen und verstopfen die kleinsten Gefäße. Folge: Lokale Unterdurchblutung und Sauerstoffmangel; *Quelle: shutterstock.com/Victor Josan*

Sollte dieses Phänomen auftreten, muss das Knochenmark innerhalb kurzer Zeit eine große Anzahl von Blutkörperchen ersetzen. Hierfür benötigt es

43

vermehrt bestimmte Mikronährstoffe, bei denen entsprechend auf eine gute Versorgung zu achten ist:

- Eisen

- Vitamin B6

- Vitamin B9 (bestenfalls bioverfügbar als Methylfolat)

- Vitamin B12 (bestenfalls bioverfügbar als Methylkobalamin)

Leider wird besonders Eisen von vielen Menschen nicht gut vertragen. Bioverfügbares Eisen (zweiwertiges Eisen) verursacht häufig Beschwerden bei der Einnahme, zudem können Veganer nicht auf die hauptsächlich tierischen Quellen zurückgreifen. Dreiwertiges Eisen (aus pflanzlichen Quellen) wird deutlich besser vertragen, ist aber nicht direkt bioverfügbar – seine Effektivität ist also deutlich niedriger. Eine elegante Lösung ist es, das bioverfügbare Eisen in gebundener Form zuzuführen. Es ist dann verträglich und wird ausgezeichnet verwertet. Hier gibt es sowohl Kombipräparate, die alle benötigten Mikronährstoffe enthalten[9] als auch Monopräparate, die „nur" auf Eisen abzielen[10].

Besonders wichtig ist die kardiovaskuläre Nachsorge auch bei Menschen, die bereits vor ihrer Covid-19-Erkrankung Herzkreislauf-Beschwerden mitsamt Bluthochdruck hatten. Vor allem die Long-Covid-Symptome Kurzatmigkeit, Müdigkeit und Leistungsminderung sind mögliche Hinweise auf Probleme im kardiologischen Bereich, ebenso wie das Auftreten von Herzrasen und Brustschmerzen.

VORGEHEN UND BEHANDLUNGSMÖGLICHKEITEN

Ihr Hausarzt kann bereits einen Teil der erforderlichen Untersuchungen vornehmen (Blutbild, Gerinnung, Eisenversorgung), letztlich wird aber der Gang zum Kardiologen als zuständigem Facharzt die beste Lösung sein. Falls die hier geschilderten Veränderungen nachgewiesen werden sollten, stehen glücklicherweise bewährte und wirksame Therapiemöglichkeiten zur Verfügung. Folgende Aspekte können wichtig sein:

- Medikamente zur Blutdrucksenkung
- Medikamente, die den Herzrhythmus stabilisieren
- Medikamente, die den Herzmuskel entlasten
- Überwachung der Gerinnungsfunktion
- Physiotherapie
- Regelmäßige Kontrolluntersuchungen (z. B. mittels EKG)
- Einnahme der relevanten Mikronährstoffe

NIEREN

WARUM DIE NIEREN?

Eine Atemwegsinfektion, die die Nieren schädigen kann? Das klingt erst einmal seltsam, ist bei Covid-19 aber möglich. Wie wir im Herzkreislauf-System gesehen haben, gibt es zwei Voraussetzungen, damit SARS-CoV2 innere Organe schädigen kann. Sie stehen zunächst nicht in Verbindung mit dem Atmungstrakt: Das Virus muss sich über die Lunge hinaus im Körper verbreiten und im betroffenen Gewebe oder Organ müssen Rezeptoren vorhanden sein, die es dem Virus erlauben, in die Zellen einzudringen. Im Falle der Nieren ist das wiederum der ACE2-Rezeptor. Unsere Nieren sind in erheblichem Maße an der Blutdruckregulation beteiligt: zum einen durch die Anpassung des Blutvolumens an die Bedürfnisse des Kreislaufsystems, zum anderen über verschiedene hormonelle Steuerungsmechanismen (RAAS, *Renin-Angiotensin-Aldosteron-System – ein Steuersystem, das über den ACE2-Rezeptor den Blutdruck reguliert*). Die Nieren sind die Wächter des Blutvolumens, das sie je nach Bedarf erhöhen oder senken können, indem sie die Wasserausscheidung steigern oder vermindern. Wenn wir beispielsweise im Sommer stark schwitzen, geht durch die Schweißbildung Flüssigkeit verloren. (Nicht unterschätzen, es kann sich hier um mehrere Liter handeln!) Diese Flüssigkeit holt sich der Organismus zu einem guten Teil aus der Blutbahn. Um dies auszugleichen und zu verhindern, dass der

Kreislauf zusammenbricht, drosseln die Nieren in dieser Situation die Urinausscheidung auf ein absolutes Minimum. Umgekehrt, wenn aus unterschiedlichen Gründen der Blutdruck deutlich zu hoch ist, bekommen die Nieren von unserem Gehirn das Signal, die Wasserausscheidung durch Urinproduktion zu erhöhen. So kann das Blutvolumen verringert werden und der Blutdruck sinkt. Gelangt das Corona-Virus nun in die Blutbahn, wird es mit hoher Wahrscheinlichkeit auch die Nieren befallen. Besonders hoch ist das Risiko, wenn Infizierte bereits im Vorfeld an nierenschädigenden Krankheiten litten. Als solche gelten unter anderem:

- Schwerer Bluthochdruck

- Chronische oder wiederholte Nierenbeckenentzündung

- Diabetes mellitus

- Chronisches Nierenversagen

MÖGLICHE SCHÄDEN UND LANGZEITFOLGEN

Im Rahmen der akuten Covid-19-Erkrankung, zumal wenn sie schwer verläuft, kann das Nierengewebe durch den Virusbefall beschädigt werden. Dabei kann sich das Ausmaß der Schädigung erheblich unterscheiden. Die Bandbreite reicht von einer asymptomatischen (ohne Beschwerden), leichten Schädigung bis hin zu einem akuten Nierenversagen. Die asymptomatische Schädigung wird nur durch Labortests sichtbar, verursacht keine spürbaren Probleme. Das akute Nierenversagen hingegen ist ein lebensbedrohlicher Zustand, der eine Dialyse (*Blutwäsche*) erforderlich machen kann. Enorm wichtig ist die Frage, ob und in welchem Ausmaß die Schäden weiter bestehen. Während sich Personen, die im Vorfeld keine Nierenerkrankung hatten, häufig vollständig erholen, drohen bleibende Schäden bei besonders schweren Infektionen und Menschen mit Vorerkrankung. Sie können sich in Form von Bluthochdruck äußern, aber auch durch eine fortschreitende Abnahme der Nierenfunktion (chronisches Nierenversagen). Deswegen gilt:

Im Nachgang der Infektion sollten diejenigen Personen ihre Nierenfunktion überprüfen lassen, die zum Zeitpunkt der Infektion bereits eine relevante Vorerkrankung hatten, sowie generell alle Personen, die eine schwere Covid-19-Erkrankung durchgemacht haben. Diese Prüfung kann der Hausarzt anhand einer Blutuntersuchung vornehmen. Es ist wichtig, diesbezüglich gezielte Labortests durchzuführen, da Nierenschäden häufig keine direkt zuordenbaren Beschwerden verursachen.

Die labortechnische Überprüfung der Nieren umfasst in der Regel die folgenden Parameter:

Untersuchung der Nierenfunktion

- Creatinin
- Harnstoff
- GFR (glomeruläre Filtrationsrate)
- Cystatin C

Abbildung 15: Labortechnische Abklärung der Nierenfunktion

Es ist dabei wichtig, nicht nur Creatinin und Harnstoff zu bestimmen, da diese Parameter häufig erst bei massiver Nierenschädigung auffällig werden. Besser und zuverlässiger ist es, zusätzlich die GFR (glomeruläre Filtrationsrate: *Maßzahl der Filtrationsleistung der Nieren*) zu bestimmen. Eine diesbezüglich sehr sichere Methode ist die Bestimmung von Cystatin C, das aussagekräftiger ist als das klassische Creatinin. Falls die Untersuchung Hinweise auf eine Beeinträchtigung der Nieren erbringt, gilt

50

das Hauptaugenmerk der Ausschaltung von Faktoren, die die Nieren zusätzlich belasten können. Hierzu zählen vor allem Bluthochdruck und/oder eine Störung des Zuckerhaushalts (metabolisches Syndrom, Diabetes mellitus).

IMMUNSYSTEM

UNTERSCHIEDLICHE VERLÄUFE BEI KINDERN UND ERWACHSENEN

Noch wissen wir zu wenig, um die Störungen des Immunsystems im Anschluss an eine Covid-19-Erkrankung genau verstehen zu können. Fakt ist aber: Es gibt sie. Altersabhängig stehen momentan vor allem zwei Phänomene im Vordergrund:

- Bei Kindern kann es zu einer Art Kawasaki-Syndrom kommen – einer Vaskulitis (Gefäßentzündung), die auch als MIS oder PIMS bekannt ist (multisystemisches inflammatorisches Syndrom; pädiatrisches inflammatorisches Multisystem Syndrom).
- Bei Erwachsenen sind rheumatische Beschwerden möglich, die sich vorwiegend durch Muskelschmerzen (Myalgie) und/oder Gelenkschmerzen (Arthralgien) äußern.

Es ist nicht bekannt, warum es nun bei manchen Betroffenen zu diesen Prozessen kommt, bei anderen hingegen nicht. Zudem gibt es Berichte über Autoimmunerkrankungen, die sich im Anschluss an eine Covid-19-Erkrankung entwickelten, sie sind aber eher selten[11].

Wie äußern sich nun PIMS und die rheumatischen Beschwerden?

PIMS/MIS

PIMS/MIS

Ca. 2–6 Wochen nach der eigentlichen Infektion entwickeln sich
Symptome, die man nicht mit einer Atemwegsinfektion in
Zusammenhang bringen würde:

- o Fieber (> 5 Tage)
- o Beidseitige Bindehautentzündung (Konjunktivitis)
- o „Erdbeerzunge"
- o Hautausschlag
- o Lymphknotenschwellung (v. a. am Hals)
- o Magen-Darm-Beschwerden (Bauchschmerzen, Durchfall, Übelkeit)

Abbildung 16: Anzeichen und Symptome bei PIMS/MIS

20 % der betroffenen Kinder entwickeln eine akute Entzündung der
Herzkranzgefäße (Coronaritis). Tritt dieser Fall ein, kommt es zu deutlich
schwerwiegenderen Symptomen mit Herzversagen und Kreislaufschock.
Neben den klinischen Zeichen gibt es wegweisende Veränderungen bei
bestimmten Laborwerten: CRP, Ferritin, D-Dimer und Interleukin-6
schießen nach oben. Obwohl sich das Krankheitsbild sehr ernst präsentiert,
lässt es sich gut behandeln und heilt ohne Folgeschäden ab. Eingesetzt wird
vor allem Cortison, aber auch Gerinnungshemmer und spezielle

entzündungshemmende Wirkstoffe (Immunglobuline, Zytokininhibitoren). Wichtig ist es, an dieser Stelle auf zwei Punkte hinzuweisen:

1. PIMS ist eine extrem seltene Komplikation. Seit Beginn der Pandemie wurden in Deutschland 264 Kinder wegen PIMS behandelt, Todesfälle oder bleibende Schäden traten nicht auf[12].

2. PIMS ist im eigentlichen Sinn keine Long-Covid-Erkrankung, da sie akut auftritt und auch wieder verschwindet. Es handelt sich vielmehr um eine post-infektiöse Komplikation.

Weiterführende Informationen zu PIMS stellt unter anderem die Deutsche Gesellschaft für Pädiatrische Infektiologie unter dgpi.de bereit.

RHEUMATISCHE BESCHWERDEN

Die rheumatischen Beschwerden bei Erwachsenen sind eher unspezifisch und zeichnen sich durch das Auftreten von Muskel- und/oder Gelenkschmerzen aus. Sie äußern sich belastungsunabhängig und können verschiedene oder wechselnde Gelenke und Muskelgruppen betreffen.

Da die Symptome einer klassischen rheumatischen Erkrankung identisch sein können, ist es ratsam, eine fachärztliche Untersuchung durchzuführen, um eine möglichst eindeutige Unterscheidung zu gewährleisten. Während in beiden Fällen erhöhte Entzündungsmarker zu finden sind (CRP, BSG), zeichnen sich klassische rheumatische Erkrankungen durch den Nachweis von Rheumafaktor und Anti-CCP-Antikörpern aus. Die Behandlung erfolgt durch bewährte entzündungshemmende und schmerzlindernde Wirkstoffe aus der Gruppe der NSAR (nicht-steroidale Antirheumatika), zum Beispiel Ibuprofen, Diclofenac und Voltaren.

NERVENSYSTEM

EIN NEUES PHÄNOMEN?

Wir kommen nun zu den problematischsten Aspekten von Long-Covid, den Schäden am Nervensystem mit den entsprechenden neurologischen Beschwerden. Warum sind sie so problematisch? Aus zwei einfachen Gründen:

1. Die neurologischen Beschwerden sind mit Abstand die häufigsten, über die Betroffene klagen.
2. Weder für die Frage nach ihrer Entstehung, noch für die Frage nach ihrer Behandlung gibt es momentan ausgereifte Antworten seitens der Schulmedizin.

Zunächst einmal muss man sagen, dass neurologische und psychische Langzeitfolgen nach bestimmten Infektionen keineswegs neu sind. Dieses Phänomen ist seit Jahrzehnten bekannt, rückt aber nun durch die Pandemie zum ersten Mal massiv in den Fokus der Öffentlichkeit. Ein besonders prominentes Beispiel ist das Pfeiffersche Drüsenfieber im Rahmen einer Infektion mit EBV (Eppstein-Barr-Virus). Mehr als 10 % der Patienten klagen im Anschluss über eine anhaltende Fatigue bis hin zu einem ausgeprägten Chronic Fatigue Syndrom (CFS)[13]. Neben EBV ist eine Vielzahl von Erregern in der Lage, diese Probleme zu verursachen, unter

56

anderem Influenzaviren, Herpesviren oder Cytomegalieviren. Analog zum aktuellen Sprachgebrauch müsste man hier also von Long-Influenza, Long-Herpes oder Long-EBV sprechen. Bislang ist es nicht gelungen, eine befriedigende medizinische Lösung für diesen Beschwerdekomplex zu finden. Die medizinischen Lehrbücher und Leitlinien bieten weder bezüglich der Krankheitsmechanismen (Entstehung, Risikofaktoren, Verlauf) noch der therapeutischen Gegenmaßnahmen wirklich Stichhaltiges an. Mit den etablierten Untersuchungsmethoden können so gut wie nie somatisch-organische Veränderungen festgestellt werden (also labortechnisch messbare oder bildgebend darstellbare Veränderungen von Geweben, Organen oder Funktionskreisläufen). Man ist daher stillschweigend dazu übergegangen, diese Beschwerden als psychosomatisch einzustufen und die Betroffenen schwerpunktmäßig psychiatrisch zu behandeln. Ähnliches zeichnet sich nun leider auch für Long-Covid ab. Zwar besteht keinerlei Zweifel daran, dass Long-Covid (ebenso wie andere post-infektiöse Fatigue-Erkrankungen) eine erhebliche psychische Komponente aufweist. Nur handelt es sich dabei um somato-psychische und nicht psycho-somatische Probleme. Anders formuliert: Durch körperliche Veränderungen und Krankheitsmechanismen kommt es zu den bekannten psychischen und psychiatrischen Beschwerden. Wir werden im zweiten Teil dieses Buchs die Hintergründe und Mechanismen ausleuchten, die für die neurologischen Symptome verantwortlich sind. Und wir werden sehen, dass sie sehr wohl messbar sind (sowohl labortechnisch als auch bildgebend), wenn man weiß, wonach man suchen muss.

PSYCHISCHE UND NEUROLOGISCHE SYMPTOME

Um welche Probleme geht es nun konkret? Sowohl bezüglich Häufigkeit als auch Ausprägung stechen folgende Punkte bei Patientenberichten heraus:

- Fatigue

- Kopfschmerz

- Brain Fog (Konzentrations- und Gedächtnisstörungen)

- Depression

- Angstzustände

Weitere neurologische Symptome, die berichtet werden, sind Hör- und Gleichgewichtsstörungen, Sehstörungen, Riechstörungen und Schlafstörungen. Im weiteren Sinne kann man auch bestimmte Schmerzsyndrome zu den neurologischen Beschwerden zählen. Eine Befragung von Betroffenen mittels standardisierter Fragebögen (EQ5D, ein etabliertes Instrument zur Erfassung der Lebensqualität) ergab eindeutige Schwerpunkte:

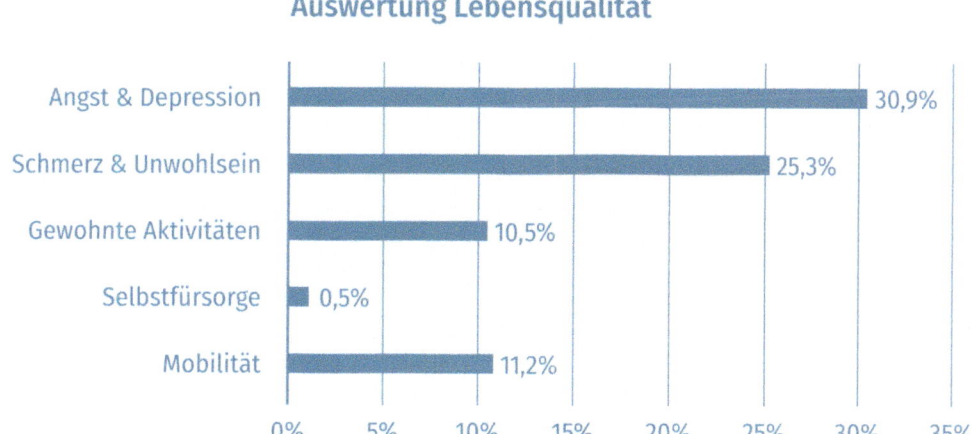

Auswertung Lebensqualität

- Angst & Depression: 30,9%
- Schmerz & Unwohlsein: 25,3%
- Gewohnte Aktivitäten: 10,5%
- Selbstfürsorge: 0,5%
- Mobilität: 11,2%

Abbildung 17: Angaben zur Lebensqualität von Long-Covid-Betroffenen[2]

Diese Selbsteinschätzung deckt sich mit der Verschreibungspraxis, also welche Medikamente den Betroffenen verordnet werden, um ihren Zustand zu verbessern:

Medikamentöse Therapie bei Long-Covid

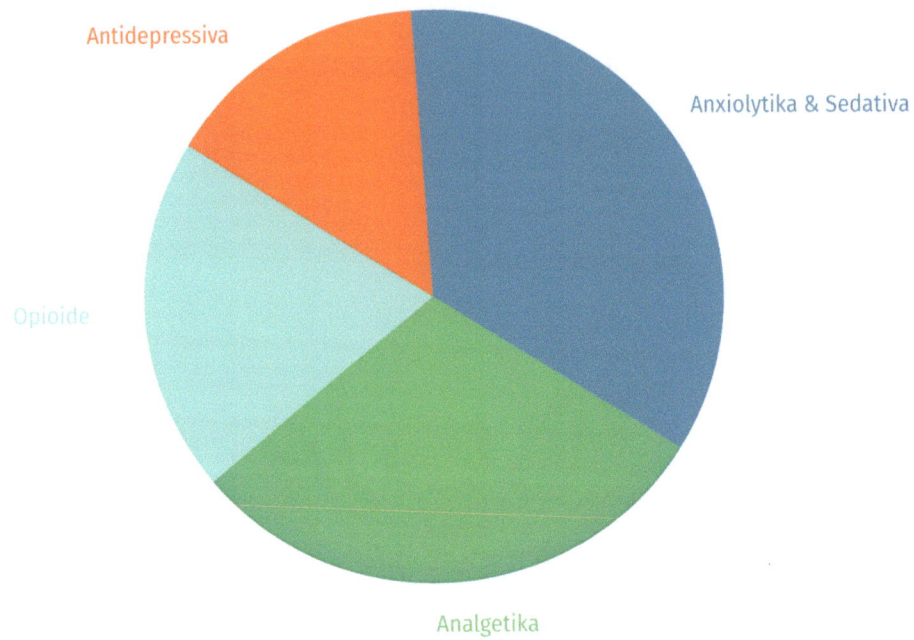

Abbildung 18: Verschreibungspraxis bei Long-Covid[2]

Wie zu sehen ist, entfällt die eine Hälfte der verschriebenen Medikamente auf Schmerzmittel (Analgetika und Opioide), die andere Hälfte auf Medikamente zur Behandlung psychischer Leiden: Anxiolytika (angstlösende Mittel), Sedativa (Beruhigungsmittel) und Antidepressiva (stimmungsaufhellende Mittel). Auch aktuelle Therapie-Empfehlungen weisen in diese Richtung. Sie beinhalten allerdings keine ursächlichen Therapien, sondern beschäftigen sich eher mit dem Management der Symptome. Stichworte sind „Schlafhygiene und Strategien zur Bewältigung des Alltags"[4]. Derlei Strategien umfassen die Planung und Priorisierung von Aktionen, ein „angepasstes" Tempo sowie die Behandlung von Begleiterscheinungen wie Depression oder Angststörungen. Kurz gesagt: Man findet sich im Wesentlichen mit der Situation ab und versucht, sich bestmöglich damit zu arrangieren. Nun spricht grundsätzlich nichts dagegen, diese Ansätze und Werkzeuge zu nutzen, um die eigene Situation zu verbessern oder erträglicher zu machen. Eine nachhaltige und befriedigende Lösung stellen sie aber nicht dar. Wichtig ist an dieser Stelle vor allem, die Probleme zu erkennen und klar zu benennen. Während Angstzustände und Fatigue sofort auffallen, ist es für viele Betroffene sehr schwierig zu erkennen, ob sie an einer Depression leiden. Auch fällt es vielen schwer, sich das Vorliegen einer Depression einzugestehen, denn anders als vielen körperlichen Gebrechen haftet psychischen Leiden nach wie vor ein gewisses Stigma an. Um sich diesem Thema ohne große Hemmschwelle zu nähern, kann unter anderem auf bewährte und standardisierte Fragebögen zurückgegriffen werden, wie hier dem PHQ9-Assessment:

61

Wie oft fühlten Sie sich in den letzten 2 Wochen durch folgende Beschwerden beeinträchtigt?	Gar nicht	An einzelnen Tagen	An mehr als der Hälfte der Tage	Beinahe jeden Tag
Wenig Interesse oder Freude an Tätigkeiten	0	1	2	3
Niedergeschlagenheit, Schwermut, Hoffnungslosigkeit	0	1	2	3
Schlafstörungen	0	1	2	3
Müdigkeit, keine Energie	0	1	2	3
Schlechte Meinung von sich selbst	0	1	2	3
Konzentrationsstörungen	0	1	2	3
Gedanken an Suizid oder Selbstverletzung	0	1	2	3
Summe der Spalten				
Gesamtsumme				
0–4 Punkte	Keine Anzeichen einer Depression			
5–9 Punkte	Verdacht auf leichte Depression			
10–14 Punkte	Verdacht auf mittelgradige Depression			
15–27 Punkte	Verdacht auf schwere Depression			

Abbildung 19: PHQ9-Fragebogen zur Selbsteinschätzung einer Depression

62

In jedem Fall sollte bei Vorliegen neurologischer und/oder psychischer Symptome ein Facharzt hinzugezogen werden. Im zweiten Teil des Buches werden wir gleich sehen: Schmerzmittel, Antidepressiva und Beruhigungsmittel beheben zwar die eigentlichen Probleme nicht, sie sind aber sehr wohl in der Lage, zunächst einmal Linderung zu verschaffen. Eine ursächliche und nachhaltige Lösung kann dann parallel in Angriff genommen werden.

TEIL 2: LONG-COVID AUS SICHT DER INTEGRATIVEN MEDIZIN

Nachdem wir uns im ersten Teil dieses Buches mit der konventionellen Perspektive auf Long-Covid beschäftigt haben, wollen wir nun den Blick auf Zusammenhänge richten, die in der Leitlinienmedizin (noch) keine Berücksichtigung finden. Wir müssen leider davon ausgehen: Die medizinischen Lehrbücher und Behandlungsrichtlinien werden in vielen Fällen darin versagen, die Probleme zu identifizieren (diagnostische Lücke) und vor allem nachhaltig zu beheben (therapeutische Lücke). Die diagnostische Lücke wird dabei die größere Hürde sein – was man nicht sieht, kann man nicht behandeln. Sind die Probleme aber einmal erkannt, ergeben sich häufig mehrere Möglichkeiten, ihnen zu begegnen. Für die Betroffenen kann sich die diagnostische Lücke zu einer endlosen Odyssee auswachsen. Trotz Vorstellung bei verschiedenen Spezialisten, dem Über-sich-ergehen-Lassen zahlreicher Untersuchungen und dem Vorliegen ausgeprägter und teilweise erheblich einschränkender Beschwerden wird keine Ursache gefunden. Am Ende steht dann häufig die Diagnose einer psychosomatischen Störung. Wir werden in den folgenden Kapiteln sehen, dass es auch anders geht. Die Wissenschaft ist weiter als sich das manche Kliniker vorstellen können, in Bezug auf die Zusammenhänge zwischen

Infektion und Entzündung auf der einen Seite und CFS, Depression, und Schmerzzuständen auf der anderen Seite. Die beteiligten Krankheitsmechanismen sind zum Teil seit Jahrzehnten bekannt, haben aber noch keinen Eingang in die „Schulmedizin" gefunden. Dabei sind die Dinge, die wir nun besprechen werden, kein Unsinn und keine wilde (Verschwörungs-)Theorie. Sie sind Fakten, basierend auf wissenschaftlichen Erkenntnissen und Forschungen, die zum Teil Jahrzehnte zurückreichen. Nur wenn wir bereit sind, diesen Wissensschatz zu nutzen und die vor uns liegenden Probleme unvoreingenommen, mutig und kreativ anzugehen, können wir wirksame und nachhaltige Lösungen für die Betroffenen finden.

MITOCHONDRIEN-MEDIZIN: DIE MEDIZIN DES 21. JAHRHUNDERTS

Für viele Menschen (und leider auch viele Mediziner) sind Mitochondrien, ihre Funktion und die Bedeutung ihrer Fehlfunktion noch Neuland. Wir werden daher zunächst kurz klären, was Mitochondrien sind, welche Aufgaben sie übernehmen und warum sie eine so große Bedeutung für unsere Gesundheit haben. Fakt ist: Schäden und Funktionsstörungen der Mitochondrien (Mitochondriopathie) spielen offensichtlich eine entscheidende Rolle bei den meisten chronischen Krankheiten bis hin zu Krebs. Die Forschungsaktivität in diesem Bereich steigt seit Jahren exponentiell, und je mehr man forscht, desto offenkundiger wird die große Bedeutung der Mitochondrien. Zahlreiche Wissenschaftler und Mediziner sprechend daher von einer völlig neuen Perspektive auf Gesundheit, Krankheit und Altern. Therapien, die auf die Mitochondrien abzielen, könnten einen Durchbruch darstellen bei vielen bislang nur schwer oder gar nicht behandelbaren Erkrankungen. Vor allem bei Krankheiten, die sich bisher der schulmedizinischen Diagnostik und Therapie weitestgehend entziehen, könnte die Mitochondrien-Medizin einen Jahrhundert-Durchbruch bedeuten, eine medizinische Revolution vergleichbar mit der

Erfindung der Antibiotika. Im Prinzip läuft es auf folgende Erkenntnis hinaus:

> <u>Jede</u> chronische Erkrankung weist drei grundlegende Eigenschaften auf: chronische Entzündung (Silent inflammation), Radikalenstress (oxidativer Stress) und Mitochondriopathie (Schädigung der Mitochondrienfunktion).

Wie wir sehen werden, finden wir diese drei Komponenten auch bei Long-Covid. Das Coronavirus ist geradezu ein Meister darin, Entzündungen, Radikale und Mitochondrienschäden herbeizuführen – insbesondere die Mitochondrien geraten dabei ins Fadenkreuz des Virus.

WAS SIND MITOCHONDRIEN?

Die menschliche Zelle ist ein hochkomplexer Organismus, der eine Vielzahl von Aufgaben erfüllen muss. Entsprechend haben sich innerhalb der Zelle spezialisierte Strukturen entwickelt, die für spezifische Aufgaben verantwortlich sind. Diese Strukturen werden als Zellorganellen bezeichnet, sie sind also gewissermaßen die „Organe" einer Zelle.

Organellen einer tierischen Zelle

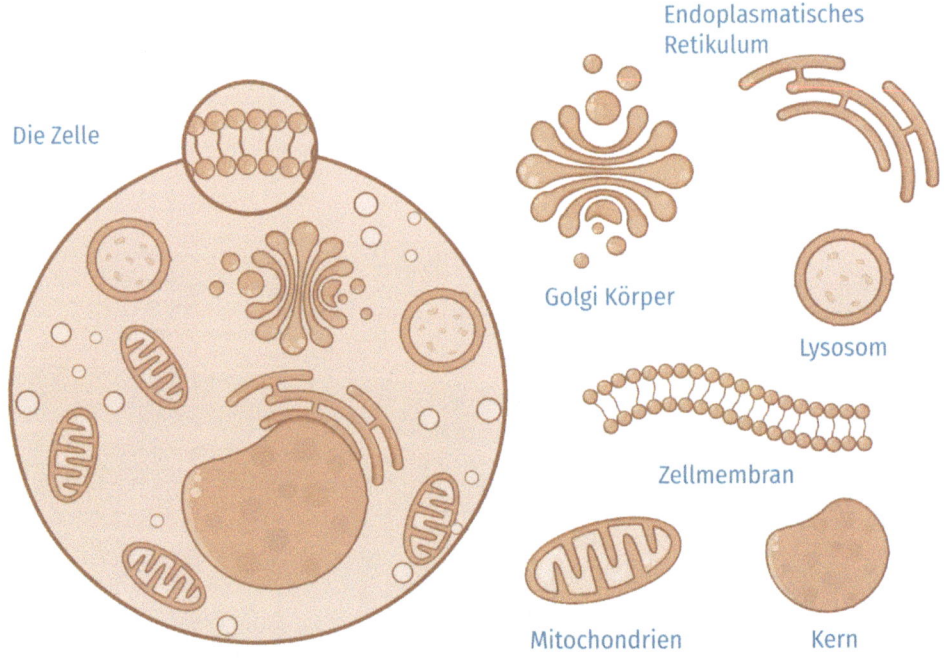

Abbildung 20: Zellorganellen einer menschlichen Zelle

68

Die wichtigste Aufgabe besteht darin, Energie bereitzustellen. Ohne Energie könnten nicht einmal die grundlegendsten Funktionen aufrechterhalten werden. Stellen Sie sich das vor wie einen Stromausfall in Ihrem Haus – nichts würde mehr funktionieren, auch keine (über)lebenswichtigen Anlagen wie die Wasserversorgung. Die Energieproduktion einer Zelle obliegt vor allem den Mitochondrien. Sie sind sozusagen die Kraftwerke einer Zelle, in ihnen werden Kohlenstoffatome verbrannt, um Energie zu erzeugen. Dies geschieht in der sogenannten „Atmungskette". Neben dem Brennstoff (Kohlenstoff) wird Sauerstoff benötigt, um die Verbrennungsreaktion am Laufen zu halten. Die Endprodukte sind Energie in Form von ATP, CO_2 und Wasser. ATP kann man sich als eine Art „Energie-Euro" unseres Körpers vorstellen. Pro Glukose-Molekül beispielsweise werden so bis zu 36 ATP erzeugt. Es gibt auch einen zweiten Weg der Energieproduktion: Er ist evolutionsbiologisch älter, weniger anspruchsvoll (er benötigt keinen Sauerstoff, weswegen man auch von anaerober Energieproduktion spricht), aber auch erheblich ineffizienter. Ein Glukose-Molekül liefert hier gerade einmal 2 ATP, die Ausbeute ist also um 94 % geringer als in den Mitochondrien! Dieser Stoffwechsel findet nicht in den Mitochondrien statt, sondern im Zellwasser (Zytoplasma). Chemisch betrachtet handelt es sich auch nicht um eine Verbrennung, sondern eine Vergärung. Vereinfacht gesagt hat eine Zelle also zwei Möglichkeiten, um Energie zu gewinnen: Gärung und Verbrennung.

Stoffwechsel	Benötigt	Produziert
Verbrennung (Mitochondrien)	<ul><li>Kohlenstoff (aus Kohlenhydraten, Fetten oder Eiweiß)</li><li>Sauerstoff</li><li>Mitochondrien</li></ul>	<ul><li>36 ATP</li><li>Radikale</li><li>CO_2</li><li>Wasser</li></ul>
Gärung (Zytoplasma)	<ul><li>Kohlenhydrate</li></ul>	<ul><li>2 ATP</li><li>Pyruvat / Milchsäure</li><li>Antioxidantien</li></ul>

Abbildung 21: Wesentliche Unterschiede zwischen Verbrennung und Vergärung

Die Gärung wird immer dann hochgefahren, wenn

- die Mitochondrien beschädigt sind,
- Radikalenstress vorliegt und Antioxidantien benötigt werden,
- Sauerstoffmangel herrscht,
- sich die Zelle teilt.

Man kann die Vergärung (Glykolyse) aus dieser Perspektive auch als „Reservestoffwechsel" in schweren Zeiten ansehen. Sie wird immer dann zunehmen, wenn eine Zelle erheblichem Stress ausgesetzt ist und/oder ihre Mitochondrien in enormem Umfang geschädigt sind. Bleiben wir bei unserem Beispiel der Stromversorgung, stellt sich der Vergleich der

70

Energiegewinnung in etwa so dar: Die Mitochondrien sind die Kraftwerke, die regulär das Gros der Energie erzeugen. Fallen sie aus, kommt der Notstromgenerator zum Einsatz – die Gärung:

Glykolyse   **Mitochondrien**

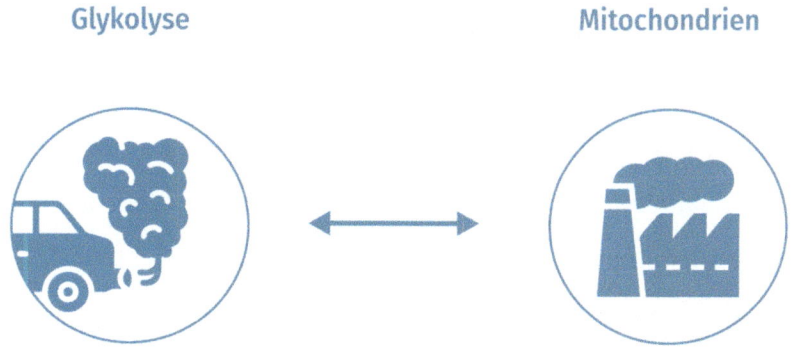

Abbildung 22: Gärung als Notfallhilfe, wenn die Verbrennung nicht ausreichend Energie liefert; *Quelle: shutterstock.com/Adazhiy Dmytro und shutterstock.com/kvsan*

Betrachtet man die Zahlen der Energieproduktion (36 ATP versus 2 ATP) wird schnell klar: Die Vergärung ist kein wirklich guter Ersatz für die Verbrennung in den Mitochondrien. Rechnerisch müsste man 18-mal mehr Kohlenhydrate vergären, um die ursprüngliche Energieausbeute zu erreichen. Das ist technisch nicht möglich, es wird also unweigerlich ein Energiedefizit auftreten. Ein weiteres Problem kommt noch hinzu – das Problem der Stoffwechselabfälle. Die Mitochondrien produzieren neben ATP auch CO_2 und Wasser. Letzteres ist unproblematisch und kann im Körper verbleiben, CO_2 wird mühelos über die Atmung entsorgt. Die Vergärung jedoch produziert stattdessen Milchsäure (Laktat). Sie kann weder vor Ort verbleiben (das würde eine lebensbedrohliche Übersäuerung

71

auslösen) noch abgeatmet werden. Sie muss stattdessen relativ aufwendig abgebaut werden, zum Teil direkt vor Ort, zum Teil im Herzmuskel und in der Leber. Dieser Abbau kostet Energie in Form von ATP (außer im Herzmuskel), und zwar doppelt so viel wie bei der Vergärung produziert wurde. Unterm Strich ist es somit mittel- und langfristig ein massives Minusgeschäft. Die Folge: Je mehr Zellen betroffen sind, desto stärker weitet sich der Energiemangel aus, er wird zunehmend zu einem Problem des Gesamtorganismus. Ab einem bestimmten Niveau kann sich aus diesem Energiedefizit eine Fatigue entwickeln bis hin zum gefürchteten CFS (Chronic Fatigue Syndrom).

Die Mitochondrien sind aber sehr viel mehr als reine Kraftwerke. Tatsächlich erfüllen sie eine Vielzahl von wichtigen Aufgaben in unseren Zellen:

Aufgaben der Mitochondrien

- o Energieproduktion
- o Steuerung des Zellzyklus (Zellteilung)
- o Regulation des Immunsystems (v. a. bei Infektionen)
- o Steuerung der Genaktivität
- o Aktivierung des programmierten Zelltods (Apoptose)

Abbildung 23: Auswahl wichtiger Funktionen der Mitochondrien

Einige Beispiele sollen die Bedeutung der genannten Aufgaben verdeutlichen:

72

- Eine Störung des Zellzyklus kann zu einer unkontrollierten Zellteilung führen – ein Phänomen, das zur **Tumorentstehung** beiträgt.
- Eine unzureichende Stimulation des Immunsystems kann zu **schweren Verläufen bei Infektionen** führen.
- Eine gestörte Steuerung der Genaktivität kann neben vorzeitigem **Altern** eine Vielzahl chronischer Krankheiten auslösen.
- Eine verfrühte Einleitung des Zelltods kann zu massivem Zellverlust mit **Gewebedegeneration** führen. Umgekehrt begünstigt eine Blockade des programmierten Zelltods die **Krebsentstehung** und macht Krebszellen widerstandsfähiger.

Eine Mitochondriopathie (also eine schwerwiegende Funktionsstörung der Mitochondrien) ist dementsprechend eine ernste Angelegenheit, die langfristig enorme Folgeschäden nach sich ziehen kann. Bei fast *jedem* chronisch Kranken findet sich eine mehr oder weniger ausgeprägte Mitochondriopathie. Die Ursachen sind vielfältig und umfassen unter anderem:

- **Mikronährstoffmangel**: Die Mitochondrien benötigen über 40 teils essenzielle Nährstoffe – Vitamine, Spurenelemente, Antioxidantien, Aminosäuren, Fettsäuren etc.

- **Toxine**: Vor allem Schwermetalle, aber auch Pestizide, Lösungsmittel, Flammschutzmittel etc. können die Mitochondrien massivst schädigen.

- **Infektionen**: Vor allem Infektionen innerhalb der Zellen sind hier problematisch – und damit vor allem Viren. Aber auch einige Bakterien spielen hier eine Rolle, etwa Borrelien oder Mycoplasmen.

- **Strahlung**: Ionisierende Strahlung, aber auch UV-Strahlung können Schäden verursachen.

- **Antibiotika**: Mitochondrien besitzen einen ähnlichen Stoffwechsel wie Bakterien, weswegen zahlreiche Antibiotika nicht nur Bakterien beseitigen, sondern auch Mitochondrien. Besonders gefürchtet sind hier die Fluorquinolone.

- **Medikamente**: Zahlreiche, häufig eingesetzte Medikamente weisen als Nebenwirkung die Schädigung der Mitochondrien auf. Wichtige

Beispiele sind Immunsuppressiva, Cholesterinsenker, Antidiabetika, bestimmte Antidepressiva und Schmerzmittel[14, 15].

- **Radikale**: Oxidativer und nitrosativer Stress, etwa durch Mangel an Antioxidantien, sowie Bluthochdruck, Diabetes oder Adipositas lassen die Mitochondrien vorzeitig altern und absterben.

- **Chronische Entzündungen**: Anhaltende Entzündungen (die häufig unerkannt bleiben, Stichwort „Silent inflammation") reduzieren Anzahl und Funktionalität der Mitochondrien.

Wir sehen also: An mitochondrienschädigenden Faktoren besteht kein Mangel. Gerade bei Covid-19 spielen die Mitochondrien eine Schlüsselrolle. Kaum überraschend stellen daher insbesondere die Krankheiten, die mit schweren Mitochondrienschäden einhergehen, die Hauptrisikofaktoren dar für einen schweren oder komplizierten Verlauf einer Corona-Infektion. Hierzu zählen unter anderem Diabetes, Bluthochdruck und Adipositas. Während gesunde Zellen über Hunderte, teils Tausende von Mitochondrien verfügen, finden sich bei Vorliegen einer Mitochondriopathie häufig nur noch wenige Dutzend. Die höchste Dichte an Mitochondrien finden wir in den Zellen mit besonders hohem Energieverbrauch: Muskel- und Nervenzellen. Entsprechend sind sie am stärksten von einer Mitochondriopathie betroffen. Die Hauptsymptome sind dabei allgemeine Schwäche und schnelle Ermüdbarkeit. Mit anderen Worten: Fatigue. Gehen zu viele Mitochondrien zugrunde, löst dies den *Tod der Zelle* aus – es kommt also zu degenerativen Veränderungen.

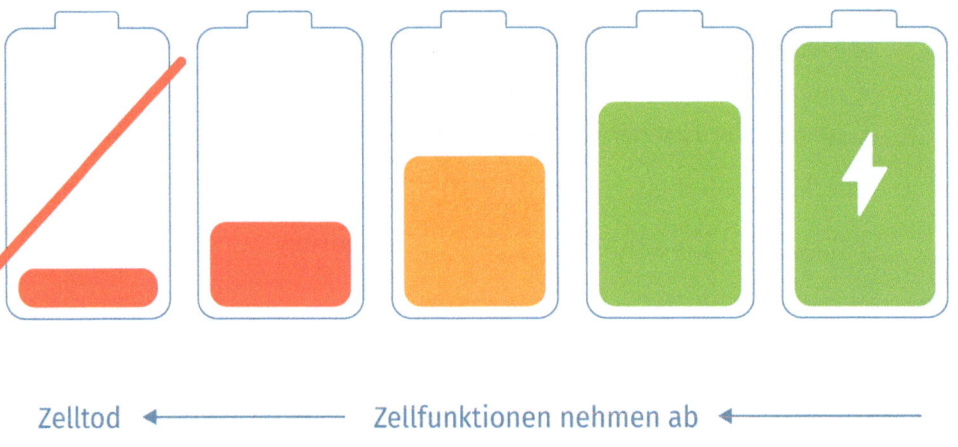

Zelltod ◄————— Zellfunktionen nehmen ab ◄—————

Abbildung 24: Auswirkungen einer Mitochondriopathie; *Quelle: shutterstock.com/Aerial-motion*

CORONA UND MITOCHONDRIEN: EINE LEIDER ENGE BEZIEHUNG

Im Rahmen einer Corona-Infektion treten gleich mehrere Phänomene auf, die direkt oder indirekt die Mitochondrien schädigen:

- **Freie Radikale** (oxidativer und nitrosativer Stress) und **Entzündung**
- Virale Proteine (Spike-Proteine) und virale RNA

Zunächst einmal kommt es bei jeder Infektion und jeder Entzündung zu einer starken Radikalenbildung durch das Immunsystem. *Jede* Infektion und *jede* Entzündung bedeutet für den Organismus oxidativen und nitrosativen Stress, das ist so weit vollkommen normal. Entzündungen erzeugen Radikale und Radikale fördern Entzündungen – die beiden gehen also stets Hand in Hand. Wie gut der Körper allerdings mit Entzündungen und Radikalen zurechtkommt, ist eine völlig andere Frage, die stark von der Ausgangslage abhängt. Bestand bereits *vor* der akuten Infektion Radikalenstress, kann es zu einer explosiven Gemengelage kommen. Die Corona-Erkrankung ist dann nur der Tropfen, der das Fass zum Überlaufen bringt.

Aktivierte Abwehrzellen produzieren sehr viele Radikale. Diese Radikale sollen planmäßig die eingedrungenen Erreger zerstören. Die Rechnung ist, dass der menschliche Körper mit den Radikalen besser fertig wird als die Erreger. Die Radikalenproduktion ist umso höher, je langsamer sich das Immunsystem auf den neuen Gegner einstellt oder je mehr Erreger sich im Körper befinden.

Das Risiko für erhebliche Kollateralschäden durch eine Corona-Infektion nimmt mit Blick auf freie Radikale also zu,

- je heftiger die Infektion verläuft,
- je schlechter die Versorgung mit Antioxidantien ist,
- je mehr Radikale bereits im Vorfeld vorhanden waren.

Um das Immunsystem zu unterstützen und den Organismus vor den Begleitschäden zu schützen, ist es hochgradig sinnvoll, im Rahmen einer akuten Infektion Antioxidantien einzunehmen. Besonders wirksam sind in diesem Zusammenhang Vitamin C, Polyphenole (Grüntee-Extrakt, Quercetin, Resveratrol, Curcumin) und allen voran Thiole. Thiole sind schwefelhaltige Verbindungen, von denen medizinisch vor allem Glutathion und Acetylcystein spannend sind. Letzteres firmiert häufig unter dem Namen NAC oder ACC. Während Vitamin C in vielen Köpfen als Hausmittel bei Infektionen präsent ist, fristet NAC/ACC hier ein Nischendasein als Schleimlöser. Erschwerend kommt hinzu: NAC wird – so es denn eingesetzt wird – in viel zu niedriger Dosis verwendet, mit selten mehr als 1.800 mg/Tag. Dieser Umstand ist umso bedauerlicher, da NAC im Allgemeinen und bei Covid-19 im Besonderen ein hocheffektives Instrument ist, um erstens das Immunsystem zu stärken und zweitens einem ungünstigen Krankheitsverlauf mit starken Entzündungsreaktionen vorzubeugen. Voraussetzung dafür ist allerdings, es in angemessener Dosis zu verwenden. Die Packungsbeilage muss an dieser Stelle tapfer ignoriert werden. Zielführend sind Dosierungen von mindestens 100 mg pro

79

Kilogramm Körpergewicht pro Tag. Klinische Studien belegen die hervorragende Wirksamkeit von Acetylcystein auch bei schwersten Covid-19-Verläufen – aber bei Dosen von 30.000 mg/Tag[16]! Besteht im Nachgang einer Infektion der Verdacht auf eine außer Kontrolle geratene Radikalenbildung, kann dies mit überschaubarem Aufwand im Labor geprüft werden. Geeignete Parameter hierzu sind:

Parameter	Nachweismedium
MDA (Malondialdehyd) bzw. MDA-LDL	Blut (Serum)
8-OHDG (Desoxyguanosin)	Urin
Methylmalonsäure	Urin
Nitrophenylessigsäure	Urin
Lipiperoxide	Serum

Abbildung 25: Labortechnischer Nachweis von Radikalenstress

Während einer akuten Infektion oder direkt im Anschluss daran ist eine Erhöhung dieser Parameter nicht ungewöhnlich. Lassen sie sich allerdings mit mehreren Wochen Abstand immer noch nachweisen, so liegt ein ernstes Problem vor und es sollten Gegenmaßnahmen ergriffen werden. Personen, die an Long-Covid leiden, sollten unbedingt *alle* genannten Werte untersuchen lassen. Nur so können mit Sicherheit Radikalenstress ausgeschlossen beziehungsweise entsprechende Gegenmaßnahmen eingeleitet werden. Verlassen Sie sich hier nie auf ausschließlich einen Wert! Das Risiko eines falsch-negativen Ergebnisses wäre dabei extrem hoch. Ihr Hausarzt wird diese Untersuchungen mit seinem Standardlabor nicht durchführen können („Diese Werte gibt es nicht"). Sie können sich entweder direkt an entsprechende Fachlabore wenden (siehe Kontaktdaten im Anhang) oder im Internet nach Praxen in Ihrer Nähe suchen, die sich auf solche Untersuchungen spezialisiert haben. Fragen Sie ruhig am Telefon nach, ob die benötigten Untersuchungen in der jeweiligen Praxis verfügbar sind.

Nun gibt es noch einige Besonderheiten, die SARS-CoV2 von anderen Viren unterscheiden, und die ebenfalls Einfluss auf die Radikalenbildung nehmen. Eine Besonderheit von Covid-19 ist die Einlagerung von Eisen in das Gewebe, das von der Infektion betroffen ist[17]. Diese Eisenablagerungen erhöhen die Radikalenproduktion zusätzlich. Glücklicherweise ist die Abklärung dieses Phänomens einfach und kann in jeder Arztpraxis vorgenommen werden, es muss nur der Ferritin-Spiegel gemessen werden. Bei erhöhten Werten sollten eisenbindende Therapien eingesetzt werden, etwa die EDTA-Chelat-Therapie oder die Einnahme von Lactoferrin. Von Eisengaben ist Abstand zu nehmen, ebenso wie von hoch dosiertem Vitamin C (> 5g/Tag). Dieses wirkt bei Eisenablagerungen prooxidativ, es steigert also die Bildung von freien Radikalen[18, 19]!

Eine weitere besondere Eigenschaft von SARS-CoV2 ist dessen **hohe Affinität zu den Mitochondrien**:

- Das Coronavirus schleust sich selbst in die Mitochondrien ein und setzt dort seine RNA (Erbgut) frei[20]. Als Folge bauen die Mitochondrien das virale Spike-Protein.

- Das Spike-Protein des Coronavirus bindet bevorzugt an die Mitochondrien beziehungsweise wird in ihnen produziert[21].

- Das Spike-Protein ist ein Mitochondriengift und wirkt auf diese hochgradig toxisch[22].

- Das Virus, seine RNA und vor allem das Spike-Protein erhöhen in den Mitochondrien die Radikalenproduktion, behindern die Energieproduktion, lösen eine Mitochondriopathie aus[23] und führen letztlich zum Absterben von Mitochondrien[24].

- Sterben zu viele Mitochondrien innerhalb kurzer Zeit ab, führt dies zum Tod der betroffenen Zelle – gerade im Nervensystem ein nicht unbedenklicher Befund!

Massive Schäden an den Mitochondrien sind ein Kernmerkmal bei CFS (Chronic Fatigue Syndrom), ME oder MCS (Myalgische Encephalomyelitis, Multiple Chemikaliensensitivität) sowie Fibromyalgie[25]. Mit ihnen teilt sich Long-Covid wiederum Leitsymptome wie Fatigue, Konzentrationsstörungen, Schmerzzustände, Depression und Brain Fog. SARS-CoV2 ist durch sein großes Schadpotenzial für Mitochondrien geradezu prädestiniert dafür, postinfektiöse Fatigue auszulösen. Spezielle bildgebende Untersuchungen bei Personen mit Long-Covid (PET-CT) zeigen im Gehirn weite Areale mit massiv reduziertem Energiestoffwechsel[2] – ein klarer Hinweis auf die umfassende Schädigung und Zerstörung der Mitochondrien vor Ort. Wir werden im Abschnitt „Neuroinflammation" sehen, warum gerade das Nervensystem hiervon stark betroffen ist. Bedenklich an dieser Stelle ist folgender Umstand: Das hochtoxische Spike-Protein wird im Rahmen der Corona-Impfung in zahlreichen Zellen und Organen im Körper gebildet. Dies ist einer der Gründe für die hohe Rate an schweren Nebenwirkungen bei den aktuellen Corona-Impfstoffen.

WIE LASSEN SICH MITOCHONDRIEN-SCHÄDEN NACHWEISEN?

Während die Wissenschaft die Mitochondriopathie längst als tragende Säule zahlreicher Erkrankungen akzeptiert hat, schlägt sich diese Erkenntnis (noch) nicht in den medizinischen Leitlinien nieder. Der Status der Mitochondrien, ihre Leistungsfähigkeit und Funktionalität sowie die damit verknüpften Regelkreise und Stoffwechselwege sind für die allermeisten Mediziner bislang unentdecktes Land. Auf Mitochondriopathie angesprochen werden 80–90 % der niedergelassenen Ärzte mit Kopfschütteln oder Schulterzucken reagieren. Viel eher wird eine psychosomatische Diagnose gestellt als in diese Richtung genauer nachzufassen. Sollten Sie oder Angehörige von Long-Covid betroffen sein, müssen Sie die Dinge an dieser Stelle selbst in die Hand nehmen. Suchen Sie sich eine Praxis, für die Mitochondrien-Medizin kein Fremdwort ist, und lassen Sie dort die Abklärung einer Mitochondriopathie vornehmen. Glücklicherweise gibt es hier seit einigen Jahren etablierte Untersuchungsmethoden, auf die zurückgegriffen werden kann. Die aktuell beste Möglichkeit ist ein sogenannter **„BHI"** (Bioenergetic Health Index, zu Deutsch etwa „Bioenergetischer Gesundheitsindex"). Bei diesem Verfahren werden die Mitochondrien eines Probanden einer Art TÜV unterzogen. Man misst grundlegende Leistungs- und Funktionswerte und ermittelt, ob sie innerhalb eines gesunden Bereichs liegen. Im Einzelnen sind dies:

BHI (Bioenergetischer Gesundheitsindex)	
Basale Atmung	Wird die Energiemenge produziert, die eine Zelle zur Aufrechterhaltung ihrer Grundfunktionen benötigt?
ATP-Produktion	Wie viel des Sauerstoffs in den Mitochondrien wird zur Energieproduktion genutzt?
Protonenleck	Wie ist der Qualitätszustand der Mitochondrienmembran? Liegen hier strukturelle Schäden vor?
Maximale Atmung/ Reserveatmung	Wie stark kann die Energieproduktion bei Bedarf hochgefahren werden? Kann die Zelle unter Stressbedingungen funktionieren?
Nicht-mitochondriale Atmung	Wie viel Sauerstoff wird statt zur Energieproduktion zur Produktion von freien Radikalen umgesetzt?

Abbildung 26: Der BHI als Mitochondrien-TÜV

85

Bleiben wir bei dem Beispiel einer TÜV-Untersuchung, dann würden die Fragen des Mechanikers etwa so lauten:

- Genügt die Motorleistung, um eine Mindestgeschwindigkeit von 50 km/h zu erreichen? (= Basalatmung)
- Können 120 km/h für ein Überholmanöver erreicht werden? (= Reserveatmung)
- Welche Maximalgeschwindigkeit kann das Auto erreichen? (= Maximalatmung)
- Liegt der Kraftstoffverbrauch im zu erwartenden Bereich? Stellt sich heraus, dass ein Golf 20 Liter auf 100 km benötigt, liegt vermutlich ein technisches Problem vor. (= ATP-Produktion)
- Verliert der Wagen Öl? 5 Liter Öl pro 100 km deuten ein Motorenproblem an. (= Protonenleck)
- Und schließlich die Abgasuntersuchung: Wenn Ihr Auto eine 100 m lange Rauchfahne hinter sich herzieht, darf ebenfalls ein technisches Problem unterstellt werden. (= nicht-mitochondriale Atmung)

Bei Long-Covid würden wir wahrscheinlich folgenden TÜV-Bericht erhalten:

1. Die Motorleistung ist ungenügend, eine Teilnahme am Straßenverkehr ist nicht möglich.
2. Aufgrund von massivem Ölverlust, starker Abgasentwicklung und deutlich erhöhtem Kraftstoffverbrauch besteht dringender Verdacht auf einen größeren Motorschaden.
3. Abschließende Bewertung: TÜV/ASU nicht bestanden.

Der folgende Beispielbefund wurde freundlicherweise vom Labor Biovis zur Verfügung gestellt; er bildet die beschriebene Situation ab:

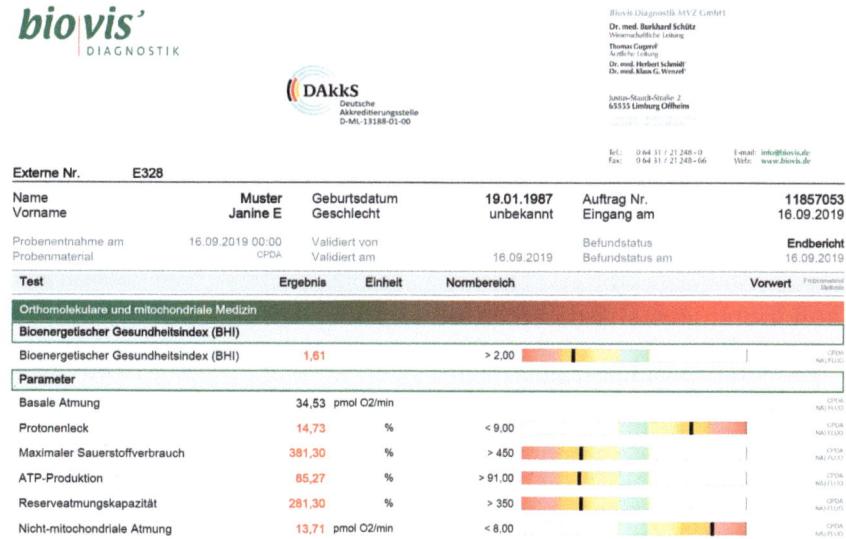

Abbildung 27: Bioenergetischer Gesundheitsindex bei Vorliegen einer Mitochondrienschädigung[26]

87

Zusätzlich kann im Rahmen eines BHI noch die Mitochondriendichte beziehungsweise deren Biogenese gemessen werden. Was kompliziert klingt, ist einfach: Wie viele Mitochondrien finden sich in den Zellen? Und werden ausreichend Neue gebildet? Falls Anzahl und Neubildung niedrig sind, sollten sie durch geeignete Maßnahmen angekurbelt werden.

Ein weiterer Umstand darf an dieser Stelle nicht vergessen werden: Durch die Auslösung von Mikrothrombosen verschlechtert das Coronavirus (bzw. dessen Spike-Protein) die Blutzirkulation in den betroffenen Geweben und Regionen des Körpers. Dies führt zu einer zusätzlich verschlechterten Sauerstoffversorgung, wodurch die mitochondriale Energieproduktion noch stärker belastet wird. Ein erhöhtes D-Dimer und niedrige Thrombozytenwerte (Blutplättchen) im Blutbild weisen auf dieses Problem hin. In diesem Fall müssen zusätzliche Maßnahmen ergriffen werden, um die Sauerstoffversorgung wieder zu verbessern. Wir werden im nächsten Kapitel einige Werkzeuge kennenlernen, mit denen dies möglich ist.

Neben dem BHI, der momentan den Goldstandard der Mitochondriendiagnostik darstellt, gibt es noch weitere Laborparameter, die eine Mitochondrienschädigung nachweisen können. Sie sind zum Teil günstiger, liefern dafür aber auch wesentlich weniger Information über den Zustand der Mitochondrien. Die Aussage ist eher pauschal im Sinne von „gut", „nicht gut" oder „sehr schlecht". Aufgrund ihrer vergleichsweise unspezifischen Aussagekraft sowie gewisser Risiken für falsch-negative Befunde eignen sich diese Werte eher als „Suchtest". Gängig sind:

88

- **LDH-Isoenzyme** (LDH 1 – LDH 5, *nicht* Gesamt-LDH): Findet sich eine Erhöhung des LDH 5, ist dies ein Hinweis auf vermehrte Gärung – und die findet nur statt, wenn die Verbrennung ein Problem hat.
- **M2PK**: Als Stuhlparameter ein Tumormarker, zeigt die M2PK im Plasma an, dass die Atmungskette der Mitochondrien (also die Verbrennungsmaschinerie) nicht gut funktioniert.
- **TKTL1**: Dieser Wert belegt, dass sich die Zellen in einem Stressmodus befinden und von Verbrennung auf Vergärung umgeschaltet haben.
- **Intrazelluläres ATP**: Ist in den Zellen zu wenig ATP vorhanden, liegt der Verdacht nahe, dass eine Störung der Mitochondrienfunktion vorliegt.

Spätestens wenn einer dieser Parameter auffällig ist, sollte eine genauere Untersuchung anhand des BHI erfolgen.

THERAPIE DER MITOCHONDRIOPATHIE

Nach Abschluss der Mitochondriendiagnostik können wir die folgenden wichtigen Fragen beantworten:

- Sind die Mitochondrien in ihrer Funktion eingeschränkt?

- Werden die Mitochondrien durch freie Radikale geschädigt?

- Sind zu wenige Mitochondrien da oder werden unzureichend neue Mitochondrien gebildet?

- Leiden die Mitochondrien an Sauerstoffmangel?

- Ist die Struktur der Mitochondrien in Mitleidenschaft gezogen worden?

Ohne Antworten auf diese Fragen wird es schwierig, eine zielgerichtete und effektive Therapie auszuarbeiten. Man kann dann nach dem Motto „Viel hilft viel" verfahren und möglichst viel ausprobieren – unnötiger Aufwand, Verzögerungen und schlimmstenfalls Nebenwirkungen durch unpassende Maßnahmen werden mit Sicherheit die Folge sein. Wir wollen die potenziellen Instrumente deshalb nach den möglichen Problemen gliedern:

- Maßnahmen zur strukturellen Verbesserung der Mitochondrien (substanzielle Schäden)
- Maßnahmen zur funktionellen Verbesserung der Mitochondrien (funktionale Schäden)
- Maßnahmen zur Erhöhung der Mitochondrienzahl (Mitochondrienmangel, unzureichende Neubildung)
- Maßnahmen zur Verbesserung der Versorgung mit Sauerstoff

Unsere Mitochondrien sind biologisch betrachtet eigene Lebewesen. Sie besitzen ihr eigenes Erbgut, bauen eigene Proteine, verfügen über eine eigene Membran usw. Entsprechend ist ihr Mikro- und Makronährstoffbedarf beachtlich:

Mikro- und Makronährstoffe für Mitochondrien	
Vitamine	B12, B6, Biotin, Folsäure, Thiamin, Riboflavin, Niacin, Vitamin E, Vitamin K2, Vitamin D, Vitamin C, Vitamin A, Pantothensäure
Spurenelemente	Selen, Mangan, Zink, Chrom, Eisen
Aminosäuren und Peptide	Glutathion, Carnitin, Isoleucin, Leucin, Valin, Taurin
Sonstige	Coenzym Q10, Alphaliponsäure, Phosphatidylcholin (Lecithin), Nukleotide, Ω-3-Fettsäuren

Abbildung 28: Wichtige Mikro- und Makronährstoffe für die Mitochondrien

All diese Nährstoffe sollten großzügig zugeführt werden, falls Hinweise auf strukturelle Schäden an den Mitochondrien vorliegen. Die gute Nachricht: Bei den Kraftwerken unserer Zellen handelt es sich um selbstständige Lebewesen, die willens und fähig sind, sich zu regenerieren. Besser noch:

Mitochondrien helfen sich gegenseitig, indem sie zum Beispiel Nährstoffe, Antioxidantien oder sogar ganze Enzyme austauschen. Geben wir ihnen, was sie benötigen, werden wir erfreut feststellen, wie gut sie sich erholen können. Nun ist es natürlich nicht wünschenswert, alle genannten Nährstoffe einzeln einzunehmen. Zielführender sind an dieser Stelle Kombinationspräparate, die genau auf diese Situation zugeschnitten sind. Beispiele sind unter anderem „Mitochondrienformula[27]" oder „Energy 360[28]". Die Einnahme sollte über mindestens 2 Monate erfolgen, dann kann eine Zwischenbilanz gezogen werden.

Haben wir sichergestellt, dass die Mitochondrien mit dem Nötigsten versorgt sind, sollten wir Möglichkeiten ins Auge fassen, mit denen wir ihre Funktion verbessern können. Unser Hauptanliegen ist hier die Energieproduktion, die in der sogenannten „Atmungskette der Mitochondrien" stattfindet. Deren biochemische Funktionsweise ist hochgradig komplex, weswegen wir uns hier mit einigen Basisfakten begnügen wollen. Vereinfacht gesagt arbeitet die Atmungskette folgendermaßen:

- Die Verbrennung von Kohlenstoffmolekülen setzt Elektronen frei.
- Diese Elektronen treiben die Atmungskette „elektrisch" an.
- Die elektrische Kraft wird letztlich genutzt, um Energie freizusetzen, die dann in Form von ATP in der Zelle gespeichert wird.

Entscheidend für die Atmungskette ist es also, Elektronen zu transportieren und zwischenzuspeichern. Daher wird die Atmungskette im Englischen auch als „Electron-Transport-Chain" bezeichnet, zu Deutsch „Elektronen-Transport-Kette". Die Mitochondrien nutzen zu diesem Zweck spezielle Elektronen-Taxis: Moleküle, die in der Lage sind, Elektronen aufzunehmen, weiterzutransportieren und wieder abzugeben. Jedes Stocken in dieser Transportkette beeinträchtigt die Energieproduktion. Besonders drei Moleküle haben hier eine enorme Bedeutung, nämlich **NADH, Q10 und**

PQQ. Die schlechte Nachricht: Das Coronavirus entzieht den Mitochondrien in großem Umfang NAD(H)[29] und schädigt durch die Radikalenbildung Q10 und PQQ. Die Effektivität der Atmungskette nimmt dadurch rapide ab – und damit auch die Energieproduktion. Studien an Long-Covid-Patienten belegen diesen Mangel und empfehlen deswegen die Gabe von Elektronen-Transportern, allen voran NAD(H)[23]. Die gute Nachricht: Alle drei Co-Faktoren lassen sich einfach und sicher oral zuführen. Entsprechende Präparate sind problemlos verfügbar, allerdings sollten Sie die optimale Dosierung gegebenenfalls mit einem darauf spezialisierten Therapeuten absprechen.

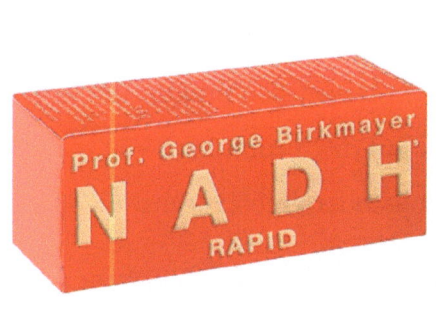
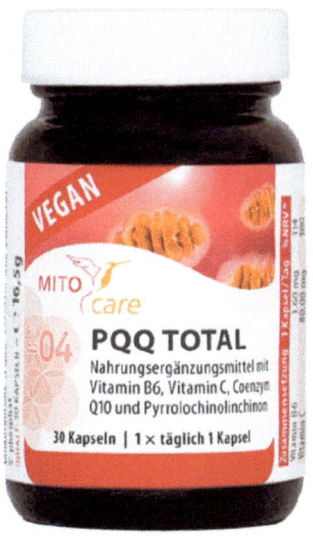

Abbildung 29: NADH[30], PQQ[31] und Q10 in Kombination sind eine hocheffektive Möglichkeit zur Verbesserung der Mitochondrienfunktion

ERHÖHUNG DER MITOCHONDRIENZAHL

Wie wir gesehen haben, kann das Coronavirus und ganz besonders das Spike-Protein die Mitochondrien so stark schädigen, dass sie zugrunde gehen. Statt einigen Tausend finden sich unter Umständen nur noch wenige Dutzend Mitochondrien in einer Zelle. Es liegt auf der Hand, dass die wenigen verbliebenen Mitochondrien diesen Verlust nicht kompensieren können. Sie könnten es selbst dann nicht, wenn sie in einem Top-Zustand wären (was sie wahrscheinlich zu diesem Zeitpunkt nicht sind). Es werden also dringend neue Mitochondrien benötigt. Die Bildung neuer Mitochondrien und mitochondrialer Strukturen wird als Biogenese bezeichnet. Seit Jahren wird intensiv daran geforscht, welche Signalwege und letztlich welche Substanzen in der Lage sind, diese Biogenese anzuregen. Aus den bisherigen Erkenntnissen lassen sich praktische Maßnahmen ableiten. Nachweislich positiv auf die Neubildung von Mitochondrien wirken unter anderem die folgenden Substanzen:

Substanz	Status
Alpha-Liponsäure	Bis 300 mg als Nahrungsergänzungsmittel, höher dosiert apothekenpflichtig
EGCG(Grüntee-Extrakt)	Nahrungsergänzungsmittel
Resveratrol	
Quercetin	
Metformin	Verschreibungspflichtig
Serotonin	Als 5-HTP (NEM) und durch SSRI (Antidepressiva, verschreibungspflichtig)

Abbildung 30: Wirkstoffe zur Anregung der Mitochondrienbildung

Während Metformin generell und Alpha-Liponsäure zumindest in höheren Dosierungen (> 300 mg/Tag) Nebenwirkungen verursachen können, ist die Einnahme von Polyphenolen wie EGCG, Resveratrol oder Quercetin sicher und unproblematisch. Auch hier gilt wieder: Ein Kombinationspräparat stellt im Regelfall die beste Lösung dar, zum Beispiel „Polyphenole[32]" oder „Pro Sirtusan[33]". Wichtig ist, eine ausreichend lange Erholungsphase einzukalkulieren. Millionen Mitochondrien zu ersetzen, benötigt Zeit. Sie sollten daher die Polyphenole über mehrere Monate einnehmen. Kalorienreduktion ist eine einfache Möglichkeit, den Prozess zu unterstützen. Das kann radikal in Form von Heilfasten geschehen oder weniger radikal als Intervallfasten oder kalorienreduzierte Diät. Wählen Sie den für Sie geeignetsten Weg und beschleunigen Sie so diesen

Selbstheilungsprozess. Die Einnahme von 5-HTP ist ebenfalls problemlos organisierbar, wohingegen es sich bei SSRI (Serotonin-Wiederaufnahme-Hemmer) um verschreibungspflichtige Antidepressiva handelt. Wie wir im Kapitel „Neuroinflammation" aber sehen werden, kann es zu erheblichen Schäden im Gehirnstoffwechsel kommen. Diese rechtfertigen den Einsatz solcher Medikamente, denn gerade in schweren Fällen können sie die Heilung enorm beschleunigen und den Leidensdruck zügig mindern.

SAUERSTOFFVERSORGUNG DER MITOCHONDRIEN ERHÖHEN

Wir wissen inzwischen, dass eine Corona-Erkrankung die Sauerstoffversorgung der Mitochondrien auf mehreren Ebenen sabotieren kann:

- Durch Mikrothromben können die kleinsten Gefäße (Kapillaren) verstopfen, das Blut kann nicht mehr ausreichend fließen.
- Die roten Blutkörperchen können Deformationen aufweisen, die eine Passage der Kapillaren verhindern oder ihren beschleunigten Abbau auslösen.
- Schäden am Lungengewebe vermindern die Sauerstoffaufnahme in den Körper.

All diese Varianten können und sollten zunächst einmal diagnostisch geprüft werden. Es ist immer von Vorteil, möglichst genau über das Problem Bescheid zu wissen.

MECHANISMUS	NACHWEIS
MIKROTHROMBEN	Ultraschall-Doppler-Untersuchung; D-Dimer
MANGEL AN BLUTKÖRPERCHEN	Blutbild mit Hämoglobin, MCV, MCH
GASAUSTAUSCH IN DER LUNGE	Pulsoxymetrie (Sauerstoffsättigung des Blutes)

Abbildung 31: Unterschiedliche Ursachen für Sauerstoffmangel und wie sie sich erkennen lassen

Im Optimalfall kann bereits Ihr Hausarzt all diese Untersuchungen vornehmen. Je nach Befund können dann schon spezifische Gegenmaßnahmen eingeleitet werden:

MECHANISMUS	VORGEHEN
MIKROTHROMBEN	Gerinnungshemmer, Thrombozyten-Aggregationshemmer (ASS, Heparin etc.)
MANGEL AN BLUTKÖRPERCHEN	Mikronährstoffe zur Blutbildung (B6, B9, B12, ggf. Eisen)

Abbildung 32: Grundlegende Gegenmaßnahmen bei Sauerstoffmangel

Nichtsdestotrotz wird sich die Sauerstoffversorgung der Mitochondrien durch diese Maßnahmen nicht sofort verbessern. Wir wollen aber möglichst schnell mehr Energie und vielleicht auch mehr Mitochondrien – und für beides benötigen wir *umgehend* mehr Sauerstoff. Was also tun? Folgende Vorgehensweisen bieten sich an:

100

- Zufuhr von konzentriertem Sauerstoff über Mund/Nase („Sauerstoffmaske")
- Zufuhr von reinem Sauerstoff über die Blutbahn („Oxyvenierung")
- Zufuhr von konzentriertem Sauerstoff durch eine Überdruckanwendung („hyperbarer Sauerstoff/HBO")

Alle drei Methoden haben jeweils Vor- und Nachteile, die wir uns kurz ansehen wollen. Welche Variante im Einzelfall die beste ist, hängt von zahlreichen Faktoren ab, wie der Verfügbarkeit, dem Ausmaß der Mitochondriopathie und nicht zuletzt auch dem eigenen Budget. Je größer die Probleme sind, desto eher empfiehlt es sich, zur Oxyvenierung oder zu hyperbarem Sauerstoff zu greifen. Während Mund-Nasen-Masken im Regelfall täglich eingesetzt werden, wird die Oxyvenierung beziehungsweise HBO 1–2 mal pro Woche durchgeführt.

Sauerstoffmaske

Vorteile	Nachteile
• **Geringer Aufwand** • **Zuhause durchführbar** • **Auch für Ältere und Kinder geeignet**	• Geringster Effekt im Vergleich mit anderen Methoden

Abbildung 33: Vor- und Nachteile der Sauerstoffmaske

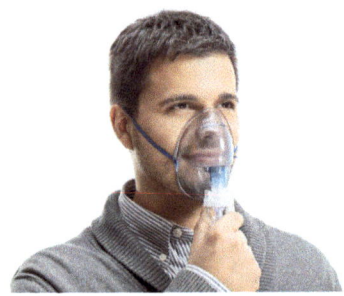

Abbildung 34: Mund-Nasen-Maske zur Zufuhr von Sauerstoff; Quelle: shutterstock.com

102

Oxyvenierung

Bei diesem Verfahren wird über einen intravenösen Zugang reiner, medizinischer Sauerstoff direkt in die Blutbahn infundiert.

Vorteile	Nachteile
• **Effektiver und schneller als die Maske**	• Invasives Verfahren • Nur in spezialisierten Praxen verfügbar • Höhere Kosten

Abbildung 35: Vor- und Nachteile der Oxyvenierung

Hyperbarer Sauerstoff/HBO

Hier begibt sich der Patient in eine Kammer (bzw. in eine Art Zelt), die anschließend mit Sauerstoff gefüllt wird. Dabei liegt der Druck in der Kammer/dem Zelt über dem normalen Luftdruck, häufig beim 1,4-Fachen. Durch diesen Druckunterschied wird der Sauerstoff nicht nur in die Blutbahn, sondern auch vermehrt ins Gewebe transportiert. Aufgrund bisheriger Erfahrungen und bestimmter Eigenschaften von Long-Covid besteht die berechtigte Hoffnung, dass hyperbarer Sauerstoff an dieser Stelle ein wertvolles und effektives Instrument werden wird, um Betroffenen zügig Linderung zu verschaffen[34].

Vorteile	Nachteile
• **Effektivste Methode, da direkt das Gewebe erreicht wird** • **Nicht-invasiv**	• Nur in spezialisierten Praxen verfügbar • Vergleichsweise hohe Kosten

Abbildung 36: Vor- und Nachteile von hyperbarem Sauerstoff

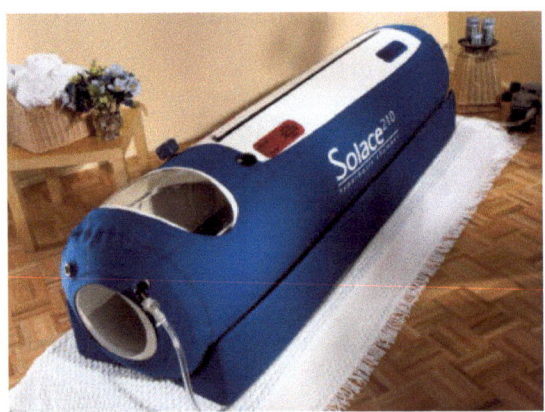

Abbildung 37: Einfache Ausführung einer aufblasbaren Überdruckkammer[35]

Ein neuerer Ansatz ist das Intervall-Hypoxie-Training. Dabei wird abwechselnd Luft mit erhöhtem und vermindertem Sauerstoffgehalt eingeatmet. Technisch kann so der gleiche Effekt erzielt werden wie bei klassischem Höhentraining. Faktisch werden durch diesen Vorgang alte und vorgeschädigte Mitochondrien zerstört und die Bildung neuer angeregt. Während dies für Trainingszwecke, Anti-Aging oder Prävention bereits erprobt ist, stellt Long-Covid hier eine neue Herausforderung dar. Die ersten Ergebnisse sind jedoch vielversprechend, insofern kann auch dies ein lohnenswerter Ansatz sein.

NEUROINFLAMMATION: FEUER IM GEHIRN

Der Begriff „Neuroinflammation" findet sich so nicht in den Diagnoseleitlinien. Er setzt sich zusammen aus den Bezeichnungen *neuro* (das Nervensystem betreffend) und *Inflammation* (Entzündung). Dabei handelt es sich allerdings nicht um die klassischen, bekannten Entzündungen des Nervensystems: Es geht weder um Meningitis (Hirnhautentzündung), Encephalitis (Gehirnentzündung) oder Myelitis (Entzündung der grauen Substanz) noch um MS oder Radikulitis (Nervenwurzelentzündung).

Vielmehr versteht man unter Neuroinflammation subtile, anhaltende Entzündungsprozesse, die den Gehirnstoffwechsel in Mitleidenschaft ziehen. Es handelt sich um eine sogenannte *„Silent inflammation"*, also eine nicht-akute, versteckte Entzündung, die mit den gängigen Untersuchungsmethoden nicht festgestellt werden kann.

Unbemerkt schädigt diese Entzündung den Stoffwechsel der Nervenzellen und greift so immer tiefer in die Gehirnfunktionen ein. Auf diese Weise kommt es beispielsweise zu Veränderungen des Neurotransmitterhaushalts. Neurotransmitter sind Botenstoffe, mit denen unser Gehirn intern und mit dem Rest des Organismus kommuniziert. Sie regeln fast alle Körperfunktionen mit. Ein bekanntes Beispiel ist Serotonin, das sogenannte

„Glückshormon". Es hat erheblichen Einfluss auf unsere Gemütslage – und wird durch die Entzündung massiv geschädigt. Die Folgen reichen dann von Antriebsmangel bis hin zur Entstehung einer Depression. Dopamin ist ein wichtiger Leistungsträger, der uns hilft, die Dinge erledigt zu bekommen. Raten Sie – ja, es wird durch Neuroinflammation geschädigt. Melatonin regelt unseren Schlaf und gewährleistet Regeneration – und wird ebenfalls durch Neuroinflammation geschädigt. Im Gegenzug wird die Cortisol-Stress-Achse aktiviert. Das schwächt unser Immunsystem, beeinträchtigt den Stoffwechsel und erschwert es uns, uns zu erholen. Die Liste ließe sich noch deutlich länger fortführen. Nun könnte man meinen, wenn ein Krankheitsprozess so viele Veränderungen bewirkt, müsste man ihn doch gut feststellen können – weit gefehlt.

Wenn ein Mediziner eine Entzündung vermutet, wird er ein Entzündungslabor dazu veranlassen, den Verdacht abzuklären. Zu diesem klassischen Laborpaket gehören das Blutbild, der CRP-Wert und der BSG-Wert. Diese Untersuchungen sind dafür geeignet, Entzündungen zu erkennen – allerdings mit folgenden Einschränkungen:

- Akute Entzündungen lassen sich besser erkennen als chronische.
- Gemessen werden Entzündungsanzeichen im Blut - sie bilden aber den Zustand im Gehirn nicht oder nur sehr bedingt ab.
- Es wird angenommen, dass die Entzündung vom Immunsystem ausgeht.

107

Damit wird klar, warum diese traditionelle Untersuchung bei Neuroinflammation fast immer versagt: Die Entzündung ist chronisch, nicht akut. Sie findet im Gehirn statt, nicht in der Blutbahn. Und sie geht von Zellen des Nervensystems aus, nicht vom Immunsystem. In einem gewöhnlichen Entzündungslabor suchen wir also an der falschen Stelle nach den falschen Dingen. Wenn Sie an Ihrem Auto einen Motorschaden vermuten, sehen Sie selten im Kofferraum nach dem Rechten. Wissenschaftlich besteht mittlerweile kein Zweifel mehr daran, dass im Grunde *alle* neuropsychiatrischen Krankheiten mit diesen subtilen Entzündungen im Gehirn einhergehen – egal ob es um bipolare Störungen geht[36], Depression[37], Demenz[38] oder Leiden wie Fatigue oder Brain Fog[39]. Wir werden in den folgenden Kapiteln sehen: Long-Covid hat sehr viel mit Neuroinflammation zu tun. Nicht umsonst werden neurologische und psychische Beschwerden mit Abstand am häufigsten von Betroffenen aufgeführt. In vielen Fällen *ist* Long-Covid eine Neuroinflammation. Für die Betroffenen bedeutet dies leider, dass die üblichen Abklärungsmaßnahmen bei verschiedensten Fachärzten erfolglos bleiben werden. Nach Neuroinflammation überhaupt zu suchen, steht nicht in den Leitlinien. Noch weniger, *wie* man denn nach ihr sucht. Und am allerwenigsten, wie man sie behandelt, so sie da ist und gefunden wurde. Häufiges Ergebnis: Diagnose „psychosomatische Störung". Behandlung: Antidepressiva und Gesprächstherapie. Für beides interessieren sich Entzündungen *nur in äußerst begrenztem Umfang.*

CORONA UND DAS NERVENSYSTEM: EIN (NOCH) UNTERSCHÄTZTES PROBLEM

Zunächst einmal müssen wir uns mit der Frage beschäftigen, wie das Coronavirus (bzw. seine Bestandteile) überhaupt in das Nervensystem gelangen können – zumal in dessen geschütztesten Bereich, das Gehirn. Auf den ersten Blick scheint das ein weiter Weg zu sein für einen Atemwegserreger. Auf den zweiten Blick offenbaren sich jedoch einige Abkürzungen und Schleichwege.

Die Riechbahn

Eintrittspforte für das Coronavirus ist der obere Atemtrakt – also Nase, Mund und Rachenraum. In der Nase enden die Fasern des Riechnervs, des N. olfactorius. Er ist ein sogenannter „Hirnnerv". Hirnnerven heißen diese Nerven, weil sie im Gehirn beginnen (genauer gesagt am Hirnstamm) und von dort aus in den Körper ziehen. Es gibt insgesamt 12 dieser Nerven. Sie stellen eine einmalige Konstruktion dar, weil über sie eine direkte Verbindung zwischen dem Gehirn und dem restlichen Körper besteht. Alle anderen Nervenbahnen nutzen ein völlig anderes Modell, bei dem zwischen peripheren Nerven und zentralen (also zum Gehirn gehörenden) Nerven umgeschaltet wird: zuerst auf der Höhe des Rückenmarks, anschließend häufig noch wiederholt im Verlauf der einzelnen Gehirnabschnitte. Diese Nerven kommunizieren also miteinander, aber es besteht keine durchgehende Verbindung zwischen Gehirn und dem Rest des Körpers, da die Nervenbahn mehrmals durch Umschaltstationen (Synapsen) unterbrochen wird. Nach dem Eintritt in den Körper befindet sich das Coronavirus also in unmittelbarer Nähe zu einem Nerv, der die Nasenhöhle direkt mit dem Gehirn verbindet. Nun kann ein Virus nicht einfach in eine Nervenzelle eindringen, diese Zellen werden durchaus geschützt. Leider nutzt SARS-CoV2 eine spezielle Oberflächenstruktur unserer Nervenzellen, den Neurolipin-1-Rezeptor, um in diese Zellen zu gelangen[7]. Der Weg über ACE2 ist wesentlich bekannter, aber eben nicht der einzige. Tja, und dann ist es passiert – das Virus befindet sich auf der Reise zum Hirnstamm und damit ins Gehirn. Dass dies eine bevorzugte Eintrittspforte für das Coronavirus ist, zeigt allein schon die folgende Tatsache: Störungen des Geruchssinns zählen zu den häufigsten Symptomen einer akuten Infektion.

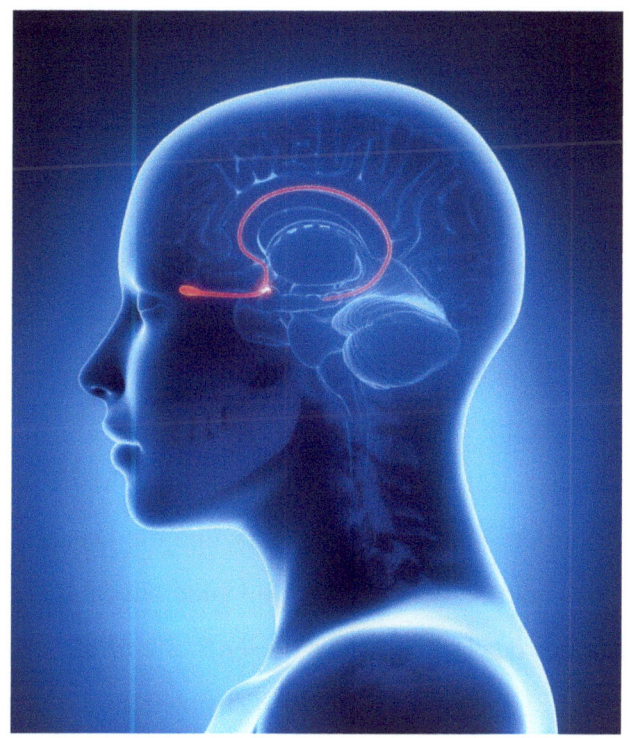

Abbildung 38: Die Riechbahn verbindet Nasenhöhle und Gehirn; *Quelle: shutterstock.com/Cliparea/Custom media*

Der Darmtrakt

Ein ganz ähnliches Problem haben wir im Verdauungstrakt. Hier ist ebenfalls ein Hirnnerv anzutreffen: der Vagusnerv. Er bildet dort mit lokalen Nerven die Darm-Hirn-Achse. Da sich auf den Darmzellen sehr viele ACE2-Rezeptoren befinden, ist der Befall des Magen-Darm-Trakts durch Coronaviren nichts Ungewöhnliches. Ca. 20 % der akuten, symptomatischen Infektionen gehen mit Symptomen wie Durchfall, Appetitlosigkeit und Übelkeit einher. Für andere Coronaviren (u. a. MERS) ist bereits die Fähigkeit nachgewiesen, über den Vagusnerv und die Darm-Hirn-Achse ins zentrale Nervensystem zu gelangen[40]. Und auch bei SARS-CoV2 spricht vieles dafür, dass dies der Fall ist[41]. An dieser Stelle noch zwei wichtige Hinweise: Die ACE2-Rezeptoren auf den Darmzellen, die das Virus für seinen Eintritt nutzt, werden bei diesem Vorgang zerstört. Problematisch daran ist, dass diese Rezeptoren auch wichtig sind für die Aufnahme von Aminosäuren. Die Folge: Bei den Betroffenen stellt sich schnell ein erheblicher Aminosäuremangel ein, wie durch Stoffwechseluntersuchungen bei Covid-19-Patienten nachgewiesen wurde[42]. Eine ausreichende Versorgung ist von enormer Bedeutung, da es sich bei Aminosäuren um entscheidende Basis-Makronährstoffe handelt und zahlreiche von ihnen zudem essenziell sind. Sowohl während der akuten Erkrankung als auch im Nachgang daran empfiehlt es sich daher, zumindest die essenziellen Aminosäuren zusätzlich zuzuführen, um Mangelzuständen vorzubeugen[43]. Zweiter Punkt: Eine gestörte Zusammensetzung des Darm-Mikrobioms kann das Eindringen des Virus erleichtern und das Risiko einer Hyperinflammation (des gefürchteten Zytokinsturms) erhöhen[41].

Gleichzeitig führt eine Corona-Infektion im Darm zu Störungen des Mikrobioms. Die Darmflora von Patienten, die schwer an Covid-19 erkranken, weist starke Unterschiede zur Darmflora gesunder Personen auf. Auffallend sind dabei vor allem zwei Punkte[44]:

- Die Artenvielfalt ist insgesamt vermindert (geringere Diversität).
- Die Keimdichte ist herabgesetzt, insbesondere die der gesunden Säuerungs- und Gärungsflora.

Sowohl im Sinne der Vorsorge als auch im Sinne der Nachsorge sollten wir daher das Mikrobiom mit geeigneten Präbiotika unterstützen. Sie sind deutlich effektiver als Probiotika. Letztere ergeben nur Sinn, wenn es zu einer akuten und massiven Schädigung der Darmflora gekommen ist (klassischer Fall: nach Einnahme von Antibiotika oder im Anschluss an eine Magen-Darm-Infektion). Achten Sie bei Probiotika auf zwei einfache Regeln: Es sollten bei oralen Probiotika keine Dickdarmkeime enthalten sein (z. B. E. coli) und die Anzahl an Lebendkeimen pro Einzeldosis sollte bei mindestens 15 Milliarden liegen (15×10^9). Dies disqualifiziert die allermeisten Präparate auf dem Markt. VSL#3 ist eine Option, die durch klinische Studien belegt und in Apotheken erhältlich ist.[45]. Optimal ist die parallele Verwendung als orales Medikament und Einlauf. Einläufe sind einfach durchzuführen, entsprechende Sets gibt es in jeder Apotheke.

Sollten Sie noch keine Erfahrung damit haben, kann Ihnen Ihr Arzt oder Apotheker mit einer Einweisung behilflich sein. Verwenden Sie grundsätzlich lauwarmes Wasser mit einem Volumen von maximal 50 ml.

Eine sehr einfache, günstige und dennoch effektive Vorsorge-Untersuchung ist die Prüfung auf LPS im Blut. LPS steht für Lipopolysaccharid und ist ein Bestandteil der Zellwand gramnegativer Bakterien. Es sollte optimalerweise nicht oder nur in sehr geringer Konzentration im Blut zu finden sein. Findet sich dort jedoch erhöhtes LPS, ist das ein abklärungsbedürftiger Hinweis auf Störungen des Darm-Milieus:

- Es könnte eine Fehlbesiedelung mit potenziell krank machenden Keimen vorliegen (Dysbiose) und/oder
- die Darmwand könnte entzündlich verändert sein und eine erhöhte Durchlässigkeit aufweisen (Leaky-Gut).

So oder so ist erhöhtes LPS im Blut ein Problem, da es systemische Entzündungsreaktionen triggert und im Kontext Covid-19 so das Risiko für schwere akute Verläufe sowie anhaltende post-infektiöse Probleme erhöht[46].

Die Blutbahn

Der Eintritt ins Gehirn über die Blutbahn – auf den ersten Blick vielleicht als wahrscheinlichster Weg vermutet – ist für das Virus tatsächlich der schwierigste. Das hat zwei Gründe:

1. Die Infektion spielt sich primär in den Atmungsorganen ab, nicht in der Blutbahn. In den allermeisten Fällen wird es das Virus nie in die Blutbahn schaffen, da es noch in der Lunge oder im Rachenraum vom Immunsystem vernichtet wird. Eine Virämie (also das Auftauchen von Viren in der Blutbahn) ist nur bei schwersten Verläufen zu erwarten.

2. Einmal in der Blutbahn angekommen, kann das Virus nicht einfach ins Gehirn schwimmen. Zwischen der Blutbahn und dem Gehirn befindet sich eine Schutzeinrichtung – die Blut-Hirn-Schranke. Erst wenn sie überwunden ist, kann das Virus ins Gehirn gelangen.

Dennoch kommt es vor, dass das Virus diesen Weg geht. Die Gründe hierfür werden wir uns im nächsten Abschnitt ansehen.

DER DAMMBRUCH: SCHÄDIGUNG DER BLUT-HIRN-SCHRANKE

Um das Gehirn vor giftigen Substanzen und Erregern zu schützen, umgibt es eine Art Schutzschild – die Blut-Hirn-Schranke (BHS). Sie wirkt wie ein Filter, den das Blut passieren muss, um in das Gehirn zu gelangen.

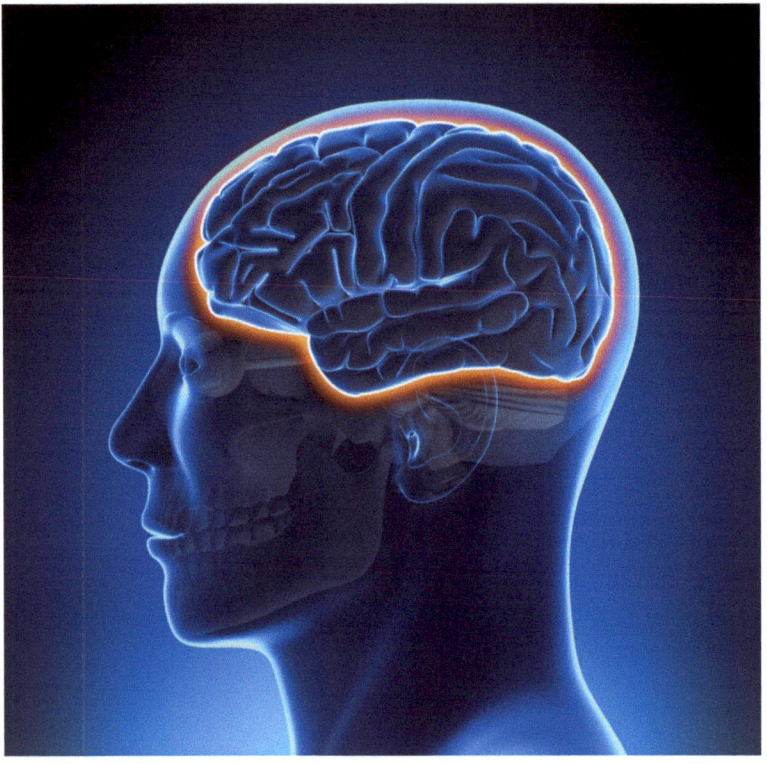

Abbildung 39: Schematische Darstellung der Blut-Hirn-Schranke (BHS); Quelle: shutterstock.com/decade3d-anatomy online

116

Leider ist SARS-CoV2 in der Lage, die BHS zu überwinden. Genauer gesagt: Das Virus zerstört diesen Schutzschild. Das Spike-Protein auf der Oberfläche des Virus wirkt auf die BHS enorm schädigend und erhöht ihre Durchlässigkeit[47]. Das feinmaschige Netz,

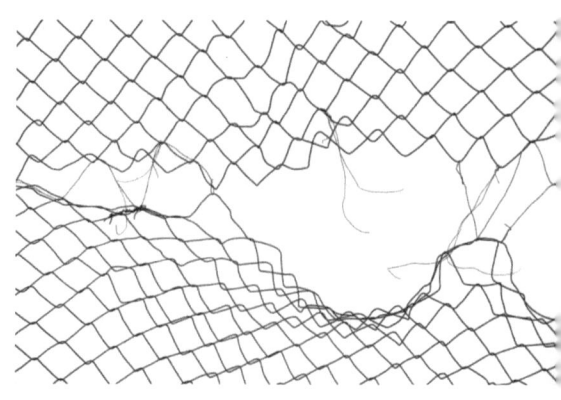

mit dem die BHS die Blutgefäße umgibt, bekommt riesige Löcher und das Virus kann in der Folge hindurchtreten.

Abbildung 40: Symbolische Darstellung der BHS nach Kontakt mit dem Spike-Protein; *Quelle: shutterstock.com/maradon333*

Eine Forschungsgruppe um Jessica Reynolds veröffentlichte im Januar 2021 eine Untersuchung, in der die Wirkung des Spike-Proteins auf die Komponenten der Blut-Hirn-Schranke im Labor erforscht wurde. Die Ergebnisse sind alarmierend: Das Gewebe der BHS bildete sich nach Kontakt mit dem Spike-Protein um 52–97 % zurück[48]. Zudem ist das Spike-Protein in der Lage, die BHS zu passieren und sich im Nervensystem anzureichern[49]. Welche Wirkung dies auf die Mitochondrien der Nervenzellen hat, haben wir bereits gesehen. Es kommt aber noch schlimmer: **Die Schäden an der BHS bilden sich nur äußerst langsam zurück. Das Gehirn ist also für einen längeren Zeitraum seines wichtigsten Schutzes beraubt**. Während dieser Zeit kann nicht nur das Coronavirus eindringen, sondern theoretisch auch weitere, potenziell

117

toxische Substanzen, gegebenenfalls auch weitere Erreger. Dieses Phänomen wird bei einem komplizierten Covid-19-Verlauf noch verstärkt. Eine der gefürchtetsten Komplikationen ist hier die Hyperinflammation, auch bekannt als Zytokinsturm. Das Immunsystem spielt verrückt und die Entzündung, die eigentlich das Virus abwehren sollte, gerät außer Kontrolle und richtet sich gegen den eigenen Körper. In dieser Situation schüttet das Immunsystem Unmengen an Zytokinen aus. Zytokine sind Botenstoffe, über die Immunzellen untereinander kommunizieren und die im Organismus weitere Entzündungsreaktionen auslösen können. Einige dieser Zytokine sind ebenfalls in der Lage, die Blut-Hirn-Schranke zu schädigen: Interleukin 1, Interleukin 6, Interferon-gamma sowie TNF-alpha. Zwar ist dieser massive Verlauf einer Corona-Infektion sehr selten, aber es braucht auch keinen massiven Verlauf der akuten Infektion, um das Nervensystem zu schädigen – das Spike-Protein des Virus reicht bereits aus. Das dürfte der Grund sein, warum die meisten Personen, die an neurologischen Long-Covid-Beschwerden leiden, in ihrer Geschichte meist nur über milde bis moderate Covid-19-Erkrankungen berichten.

GLIAGEWEBE, RADIKALE UND ENTZÜNDUNG: EIN FLÄCHENBRAND ENTSTEHT

Ob nun mit oder ohne Zytokinsturm, ob über die Hirnnerven oder die Blut-Hirn-Schranke – letztlich kann das Virus beziehungsweise das Spike-Protein im Gehirn landen. Dabei werden mehrere Prozesse angestoßen, die in ihrer Summe bedenkliche Wirkungen entfalten können. Einen Effekt haben wir bereits kennengelernt: Das Spike-Protein des Virus wird die Mitochondrien der Zellen vor Ort schädigen – und das sind in diesem Fall Nervenzellen. Wir erinnern uns:

- Gehirnscans von Patienten mit Long-Covid zeigen Areale mit deutlich geringerer Stoffwechselleistung: Das sind vermutlich die Zonen des Gehirns, in denen durch das Virus beziehungsweise dessen Spike-Protein die Mitochondrien geschädigt oder zerstört wurden.
- Zellen reagieren auf den Verlust von Mitochondrien mit einer Art Notfallprogramm: Nicht überlebenswichtige Funktionen werden heruntergefahren und die Gärung wird aktiviert.

Nun gibt es im Gehirn aber nicht nur Nervenzellen. Tatsächlich besteht es in der Mehrzahl sogar aus anderen Zellgattungen, unter anderem dem sogenannten „Gliagewebe". Wir wollen hier gar nicht auf die einzelnen Bestandteile und Zelltypen eingehen (von denen es so einige gibt). Für unsere Zwecke reicht es an dieser Stelle aus, zu wissen, dass das Gliagewebe drei verschiedene Funktionsmodi kennt: ruhend, anti-entzündlich (anti-inflammatorisch) und pro-entzündlich (pro-inflammatorisch). Das ergibt auch Sinn, denn falls Erreger eindringen, ist es gut, wenn sich das Gehirn bis zu einem gewissen Grad selbst verteidigen kann. Zumindest so lange, bis die Kavallerie eintrifft – die Zellen des Immunsystems. Hier ist vorübergehend ein Entzündungsmodus berechtigt. Geht das Gliagewebe in diesen Modus über, produziert es in erheblichem Umfang entzündungsfördernde Botenstoffe (Zytokine, namentlich die bereits erwähnten Interleukin 1 und 6, TNF-alpha und Interferon-gamma). Außerhalb akuter Infektionen ist es natürlich hilfreich, wenn das die Nervenzellen umgebende Gewebe anti-entzündlich programmiert ist, um die wertvollen Nervenzellen vor Schäden durch Entzündungsprozesse zu schützen. Fatal wird das Ganze, wenn es zu einer Fehlprogrammierung des Gliagewebes kommt, insbesondere bei einer anhaltenden. Sie kann zu zunehmenden Schäden vor Ort führen – zuerst im Gehirnstoffwechsel und schließlich auch am Gehirngewebe selbst. Genau dies kann nun passieren, getriggert durch das Coronavirus[50]. Zusätzlich wird durch das Virus die Produktion von freien Radikalen explosionsartig erhöht[51]. Radikale wiederum erleichtern dem Virus das Eindringen in unsere Zellen[52] und schädigen die Mitochondrien. Sie merken: Hier kommt ein Teufelskreis in Gang, ein Dominoeffekt mit ungewissem, aber meist schlechtem Ausgang.

ANGRIFF AUF DEN GEHIRNSTOFFWECHSEL

Durch die beschriebenen Vorgänge entsteht im Gehirn eine explosive Mischung aus Entzündung und freien Radikalen. Über die Mitochondrien hinaus wird diese Gemengelage immer weitere Kreise der Schädigung und Zerstörung ziehen. Werfen wir einen Blick auf die Art und Weise, wie Nervenzellen untereinander und mit dem Rest des Organismus kommunizieren. Es lassen sich hier grundsätzlich zwei Kommunikationsarten beobachten: eine elektrische und eine chemische. Die elektrische funktioniert über Verschaltungen zwischen den Nervenzellen, nach dem gleichen Prinzip, das wir beispielsweise zur Steuerung von Lichtquellen nutzen: Es gibt „an" und „aus". Die chemische Kommunikation läuft über Botenstoffe, sogenannte „Neurotransmitter". Sie werden von einer Nervenzelle produziert und freigesetzt, anschließend können sie an andere Nervenzellen andocken, die einen Rezeptor für diesen Botenstoff besitzen. Ist ein solcher nicht vorhanden, kann eine Nervenzelle nicht auf den Botenstoff reagieren. Ist er da, löst der Botenstoff in der betreffenden Zelle eine Signalkaskade aus, an deren Ende eine bestimmte Wirkung steht. Wichtig dabei: Viele dieser Botenstoffe wirken nicht nur lokal im Gehirn, sondern auch im restlichen Körper. Bekannte Beispiele sind Adrenalin/Noradrenalin, Serotonin und Melatonin, Dopamin oder Acetylcholin. Der Vorteil dieser chemischen Kommunikation ist, dass sich wesentlich mehr Zellen gleichzeitig ansprechen lassen als durch elektrische

Verschaltung. Nachteilig ist vor allem der höhere Aufwand, denn die Herstellung dieser Neurotransmitter benötigt eine breite Palette an Mikro- und Makronährstoffen sowie Enzymen. Kurz gesagt: Aufgrund seiner Komplexität ist der Neurotransmitterhaushalt anfälliger für Störungen. Einige der wichtigsten Störfaktoren sind Entzündungen und freie Radikale. Sie entfalten ihr Schadpotenzial im Neurotransmitterhaushalt auf mehrere Arten:

1. Sie können die Ausgangsstoffe verbrauchen, die zur Bildung der Neurotransmitter benötigt werden.
2. Sie können dem Gehirn die benötigten Co-Faktoren entziehen.
3. Sie können die bereits gebildeten Botenstoffe zerstören.

Durch Entzündung und Radikale kommt es also im Regelfall zu einem mehr oder weniger großen Mangel an bestimmten Neurotransmittern. Besonders gefährdet sind in diesem Kontext vor allem drei Botenstoffe: Serotonin, Melatonin und Dopamin.

Serotonin dürfte wohl *der* bekannteste Neurotransmitter sein. Es ist hauptsächlich wegen einer Wirkung berühmt – seinem stimmungsaufhellenden Effekt. Das kann man auch aus der Gegenperspektive betrachten: Ein Serotoninmangel trübt die Stimmung, bis hin zu einer ausgeprägten Depression. Tatsächlich behandelt man Depressionen vor allem, indem man den Serotoninspiegel im Gehirn der Betroffenen durch Medikamente (Antidepressiva) erhöht. Serotonin ist aber mehr als ein Glückshormon: Es steuert unter anderem unseren Appetit, vermittelt Stressresistenz und erhöht das Leistungsvermögen. All diese Punkte werden bei einem Serotoninmangel leiden. Die Stimmung trübt sich ein, Appetitstörungen, Stress und Leistungsknicks nehmen zu – und das Problem kann sich noch verschlimmern. Serotonin ist gleichzeitig die Vorstufe von Melatonin, das enzymatisch aus Serotonin gebildet wird. Jeder Serotoninmangel führt also automatisch und unweigerlich zu einem Melatoninmangel. Was sind die Aufgaben von Melatonin? Viele kennen es als Schlafhormon, und das ist nicht grundsätzlich verkehrt. In der Tat steuert Melatonin unseren Tag-Nacht-Rhythmus (zirkadianer Rhythmus). Es wird in der Zirbeldrüse gebildet und das ausschließlich bei Abwesenheit von Licht, also üblicherweise nachts. Melatonin sorgt aber nicht nur dafür, dass wir gut schlafen können. Es stimuliert in dieser Zeit in enormem Umfang zahlreiche Regenerationsprozesse im Körper; Organe, Gewebe und Zellen können sich erholen, ihre Speicher auffüllen und Schäden reparieren. Melatonin ist das stärkste körpereigene Antioxidans. Es recycelt außerdem zahlreiche andere Antioxidantien wie Glutathion und regt deren Bildung an (Glutathion, Q10, NADH, SOD, CAT etc.). Auch die Mitochondrien profitieren erheblich von Melatonin: Ihre Leistungsfähigkeit wird erhöht (mehr ATP), ihre Anzahl nimmt zu und Melatonin schützt sie vor Schäden durch Entzündungen und Radikale. Kurz gesagt: Von Melatonin kann unser Körper gar nicht genug bekommen. Wir möchten sowohl Serotonin als auch Melatonin in ausreichender Menge haben und jeden Mangel daran vermeiden. Nun zurück zur Neuroinflammation. Serotonin und Melatonin werden aus der Aminosäure Tryptophan gebildet. Dafür wird eine beachtliche Anzahl an Co-Faktoren benötigt:

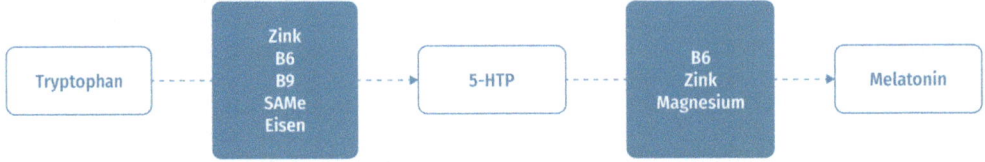

Abbildung 41: Co-Faktoren der Serotonin-Synthese

Das Problem an dieser Stelle: Eine akute Infektion erhöht den Verbrauch von einigen dieser Mikronährstoffe erheblich, unter anderem von Zink, B6, B9 und Eisen. Das ist der erste Grund, warum Covid-19 den Serotonin- und Melatoninhaushalt beeinträchtigen kann. Der zweite, wesentlich gewichtigere Grund ist, dass Tryptophan auch anderweitig verstoffwechselt werden kann. Nämlich zu Entzündungsbotenstoffen, in diesem Fall Quinolin und Kynurenin:

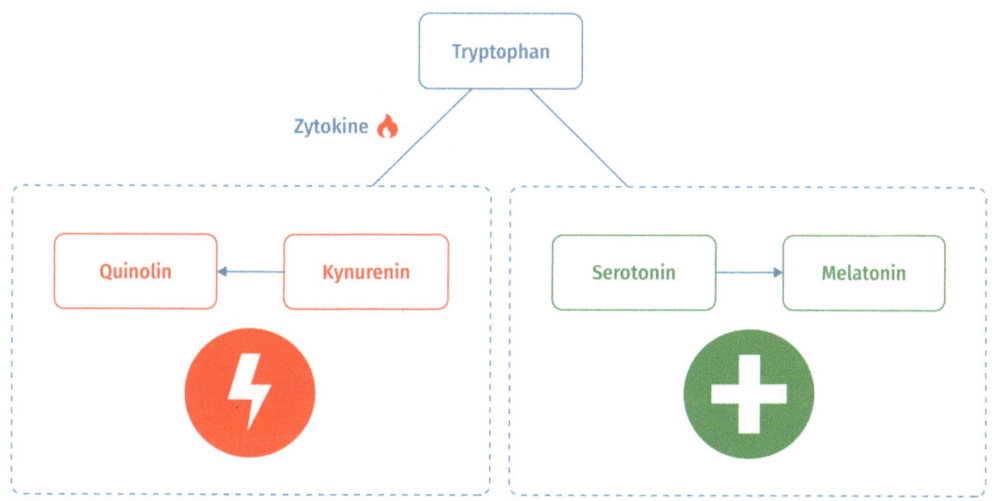

Lokale Einflussfaktoren (v. a. die vorherrschenden Zytokine) entscheiden, in welche Richtung der Schalter umgelegt ist – ob in Richtung Serotonin/Melatonin oder in Richtung Entzündung mit Kynurenin/Quinolin. Wir erinnern uns: Diese Zytokine sind die Signalstoffe des Immunsystems. Herrschen hier pro-entzündliche Zytokine vor (namentlich Interleukin 1 und 6 sowie Interferon-gamma und TNF-alpha), dann wird aus Tryptophan das entzündungsfördernde Quinolin. Nun haben wir gleich ein doppeltes, besser gesagt dreifaches Problem:

1. Mehr Quinolin bedeutet automatisch weniger Serotonin.

2. Weniger Serotonin bedeutet weniger Melatonin.

3. Mehr Quinolin bedeutet mehr Entzündungen vor Ort, der Prozess kann sich dadurch selbst verstärken und ein Teufelskreis entsteht.

Bei nahezu allen post-infektiösen Syndromen – egal ob EBV, Borrelien, Herpes oder anderen – finden wir bei den Betroffenen erhöhte Spiegel dieser pro-entzündlichen Zytokine. Sie werden nur selten gemessen, da diese Messung kein Bestandteil der medizinischen Leitlinien ist. Das gilt auch und gerade für Long-Covid. Die starke Schädigung des Gehirnstoffwechsels in diesem Sinne ist für Covid-19 bereits mehrfach belegt worden[53], findet aber bei der Versorgung der Patienten (noch) wenig Berücksichtigung (sieht man einmal von der Verschreibung von Antidepressiva ab – die jedoch rein symptomatisch wirken und die Ursache nicht beseitigen). Für die Betroffenen stellt sich über kurz oder lang ein Mangel an Serotonin und Melatonin ein[54]. Tragischerweise werden auch diese Hormone standardmäßig nicht bestimmt. Fakt ist: Entscheidende Bestandteile der Neuroinflammation – Zytokine und Neurotransmittermangel – werden medizinisch so gut wie nie erfasst. Stattdessen werden Laboruntersuchungen durchgeführt, die nicht in der Lage sind, diesen speziellen Entzündungstyp zu erkennen. Den Betroffenen wird dann von ihren Ärzten gesagt, ihnen würde körperlich nichts fehlen - nichts könnte falscher sein. Hier zwei Beispiele, wie die effektive Messung und Diagnose einer derartigen Neuroinflammation aussehen würde (die

126

Befunde wurden dankenswerterweise vom Labor Biovis zur Verfügung
gestellt):

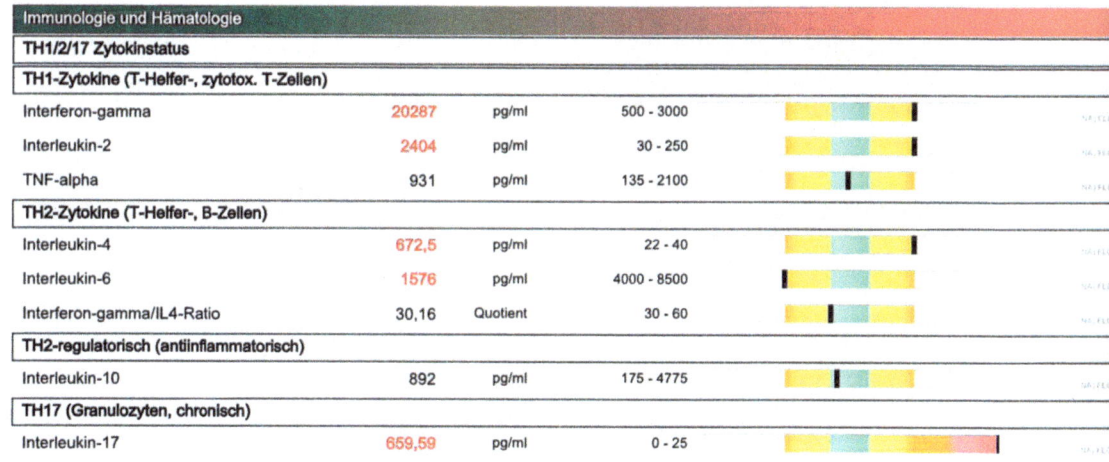

Immunologie und Hämatologie					
TH1/2/17 Zytokinstatus					
TH1-Zytokine (T-Helfer-, zytotox. T-Zellen)					
Interferon-gamma	20287	pg/ml	500 - 3000		
Interleukin-2	2404	pg/ml	30 - 250		
TNF-alpha	931	pg/ml	135 - 2100		
TH2-Zytokine (T-Helfer-, B-Zellen)					
Interleukin-4	672,5	pg/ml	22 - 40		
Interleukin-6	1576	pg/ml	4000 - 8500		
Interferon-gamma/IL4-Ratio	30,16	Quotient	30 - 60		
TH2-regulatorisch (antiinflammatorisch)					
Interleukin-10	892	pg/ml	175 - 4775		
TH17 (Granulozyten, chronisch)					
Interleukin-17	659,59	pg/ml	0 - 25		

Abbildung 43: Zytokinprofil mit deutlicher Erhöhung der kritischen
Entzündungsbotenstoffe; *Quelle: Biovis*[55]

Test	Ergebnis	Einheit	Normbereich	Vorwert	
Tryptophan-Stoffwechsel					
Serotonin-Pathway					
Serotonin	14,68	µg/g Crea	80 - 190		
Kynurenin-Pathway					
Tryptophan	14,29	µmol/g Krea	> 30		
Kynurenin	1,22	µmol/g Krea	1,0 - 2,7		
Kynureninsäure	4,58	µmol/g Krea	> 6,2		
3-OH-Kynurenin	0,20	µmol/g Krea	0,3 - 1,1		
Quinolinsäure	11,43	µmol/g Krea	18,5 - 32		
NAD (Nicotinamid-Adenin-Dinukleotid)	23,7	nmol/g Krea	> 42		

Abbildung 44: Die Untersuchung des Neurotransmitterhaushalts zeigt eine Störung
der Serotoninbildung; *Quelle: Biovis*[55]

127

Die beiden Befunde zeigen klar: Wenn man weiß, wonach gesucht werden muss, wird man auch fündig. Die körperlichen Beschwerden sind hier nicht psychisch bedingt (= psycho-somatisch), sondern die organischen Veränderungen im Gehirngewebe verursachen gegebenenfalls psychische Beschwerden wie Depression (= somato-psychisch). Es liegt auf der Hand, dass in den Nervenzellen der betroffenen Hirnareale die Energieproduktion und Funktionalität nicht die beste sein wird. Die Entwicklung einer Fatigue bis hin zum CFS, zu Brain Fog oder Konzentrationsstörungen ist daher wenig überraschend. Auf Grundlage des beschriebenen Mechanismus ist eine breite Palette neurologischer Beschwerden denkbar. Entsprechend unterschiedlich fallen die Symptome bei Long-Covid dann auch aus.

Es würde deutlich zu weit führen, hier alle Regelkreise und Neurotransmitter aufzuführen, die von einer Neuroinflammation geschädigt werden können. Nur ein Beispiel soll noch kurz erwähnt werden: Dopamin. Es erfüllt vor allem zwei Zwecke: Zum einen ist es ein Hochleistungsbotenstoff. Wann immer eine Höchstleistung erforderlich ist – Dopamin wird versuchen, sie zu ermöglichen. In kritischen Situationen, beispielsweise bei einem Schock durch Blutverlust, kann Dopamin sogar ein Lebensretter sein. Zum anderen ist Dopamin ein wichtiger Bestandteil unseres Belohnungssystems, unsere Nervenzellen würden am liebsten in Dopamin baden. Wann immer eine Anstrengung mit Erfolg belohnt wird und es entsprechend zu einem Glücksgefühl kommt, ist Dopamin beteiligt. Prüfung bestanden? Dopamin. Ja-Wort bei der Hochzeit? Dopamin. Kind geboren? Dopamin. Lottogewinn? Dopamin. Es gibt also triftige Gründe, die Dopaminproduktion auf einem gesunden Level zu halten. Nicht allen gelingt dies jedoch gleich gut: Etwa 20–25 % der Menschen bauen ihr Dopamin genetisch bedingt zu schnell ab (COMT-Polymorphismus). Der verminderte Dopaminspiegel hinterlässt gewaltige Lücken im Belohnungssystem. Die Nervenzellen versuchen sich dann anderweitig ihren „Kick" zu holen, das Risiko für Suchterkrankungen steigt deutlich an. Vor allem Drogen wie Alkohol und Kokain sind „geeignet", diese Dopaminlücke zu füllen. Bei einer Neuroinflammation kann nun durch die Bildung bestimmter Radikale das Ausgangsmaterial für die Dopaminsynthese verbraucht werden – die Aminosäure Tyrosin.

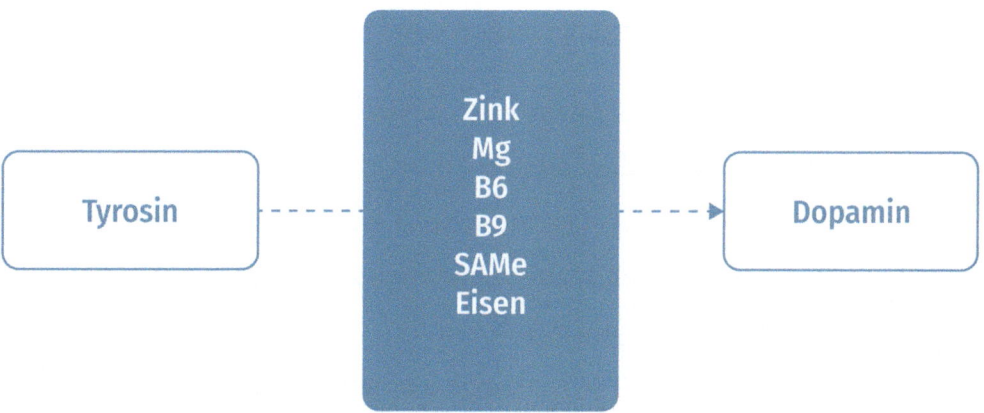

Abbildung 45: Bildung von Dopamin ausgehend von Tyrosin; man beachte die beteiligten Co-Faktoren

129

Zu beobachten ist: Es werden die gleichen Co-Faktoren benötigt wie bei der Bildung von Serotonin und Melatonin. Wenn also der eine Stoffwechselweg nicht rund läuft, ist die Wahrscheinlichkeit hoch, dass dies auch beim anderen der Fall ist. Was geschieht nun aber mit der Aminosäure Tyrosin? Bestimmte Radikale – in diesem Fall Stickstoffradikale in Form von Peroxynitrit – verändern das Tyrosin chemisch so, dass es vom Körper nicht mehr genutzt werden kann. Es entsteht Nitrotyrosin:

Test		Ergebnis	Einheit	Normbereich		Vorwert	Probenmaterial Methode
Orthomolekulare und mitochondriale Medizin							
Nitrosativer Stress + Mitochondrien							
Nitrotyrosin		200,5	nmol/l	< 200			A; ELISA

Abbildung 46: Der Nachweis von Nitrotyrosin im Labor; *Quelle: Biovis*[55]

Gelingt es, Nitrotyrosin nachzuweisen (dessen Optimalwert schlicht null ist!), stehen folgende Überlegungen im Raum:

1. Ein beachtlicher Radikalenstress hat sich entwickelt, eine Behandlung mit hoch dosierten Antioxidantien ist angezeigt.

2. Es besteht das Risiko, dass zu wenig Tyrosin zur Verfügung steht, um Dopamin und Schilddrüsenhormone zu bilden. (Letztere bestehen auch aus Tyrosin.)

3. Entsprechend sollte Tyrosin eingenommen werden, um Mangelzuständen vorzubeugen, optimalerweise zusammen mit den Co-Faktoren, die beim Stoffwechsel benötigt werden.

130

Sollte zu wenig Tyrosin im Körper sein, um Dopamin zu bilden, wäre mit folgenden Symptomen zu rechnen:

- Leistungsknick
- Konzentrationsstörungen
- Motivationsdefizit („Man kann sich zu nichts aufraffen")
- Verstärkter Alkoholkonsum
- Stimmungsveränderung (gedrückte Stimmung, pessimistisch)
- Müdigkeit, die sich auch durch Schlaf nicht verbessert

Dopamin-Mangelzustände werden im medizinischen Betrieb so gut wie nie durch Messung bestimmt. Bei diagnostiziertem Parkinson-Syndrom unterstellt man automatisch einen Mangel und verabreicht L-Dopa, aber selbst hier erfolgt keine Dopaminbestimmung. Bei den Schilddrüsenhormonen sieht es bezüglich der Diagnostik besser aus, da sie und die Schilddrüsenfunktion häufig bestimmt werden. Die Schilddrüse ist zudem bei anhaltender Müdigkeit sofort eine der Hauptverdächtigen. Gegenmittel sind aber selten Antioxidantien oder Tyrosin, eher werden Iod und Schilddrüsenhormone gegeben. Sollte das Schilddrüsenhormon betroffen sein, käme zur anhaltenden Müdigkeit noch Gewichtszunahme hinzu.

NEUROINFLAMMATION BEHANDELN: ES BESTEHT HOFFNUNG

Wenn wir über Neuroinflammation sprechen und uns die damit verbundenen Probleme genauer ansehen, wenn das ganze Ausmaß der Veränderungen klar wird – dann kann das erschreckend sein und Ängste hervorrufen. Dazu besteht jedoch kein Anlass. Zwar ist die Neuroinflammation ein ernstes Problem, das unbehandelt zu lang anhaltenden Beschwerden führen kann, die sich teils verschlechtern. Aber: Sie ist behandelbar. Sie ist kein neues Phänomen, das mit Corona zum ersten Mal aufgetreten ist, sondern ein Problem, mit dem wir jahrzehntelange Erfahrung haben. In dieser Zeit wurden zahlreiche Ansätze und Verfahren entwickelt, die es erlauben, eine Neuroinflammation nicht nur sicher zu erkennen, sondern auch wirksam und nachhaltig zu behandeln. Es würde wiederum zu weit führen, hier das gesamte Spektrum der Therapieoptionen auszubreiten. Dennoch möchte ich einige der wichtigsten und am häufigsten angewendeten Ansätze vorstellen – speziell jene, die auch in Eigenregie und ohne großen Aufwand umgesetzt werden können. Wir wollen zur besseren Übersicht eine Einteilung vornehmen, die sich nach der Zielsetzung der Ansätze richtet:

- Ansätze, um allgemein Entzündung zu reduzieren
- Ansätze, die spezifische Entzündungen im Nervensystem ins Visier nehmen
- Ansätze, um die Integrität der Blut-Hirn-Schranke wiederherzustellen
- Ansätze, um den Gehirnstoffwechsel zu normalisieren und die Neurotransmitter wiederherzustellen
- Ansätze, um Radikalenstress zu vermindern

Welcher Schwerpunkt gewählt wird und in welcher Intensität die einzelnen Komponenten eingesetzt werden, hängt von der individuellen Situation ab und kann anhand der Labordiagnostik beurteilt werden. Je ausgeprägter die Beschwerden sind, desto eher sollte professionelle Hilfe durch einen Therapeuten in Anspruch genommen werden.

Entzündungen können im restlichen Körper auf das Nervensystem übergreifen und beispielsweise die Blut-Hirn-Schranke zusätzlich belasten. Eine allgemeine Entzündungshemmung ergibt daher in den meisten Fällen Sinn und man wird mit einem solchen Ansatz selten vollkommen falsch liegen.

Da das Coronavirus häufig das Gerinnungssystem belastet (Mikrothromben), bietet sich Salicylsäure an, besser bekannt als ASS (Acetylsalicylsäure) oder unter seinem ersten Markennamen „Aspirin". Die Dosis sollte dabei abhängig von der Vorgeschichte gewählt werden. Liegen bestimmte chronische Erkrankungen vor, sollte eine höhere Dosis (100–150 mg/Tag) angesetzt werden, falls nicht, reicht eine niedrigere Menge (50–75 mg/Tag). Relevante Vorerkrankungen sind Bluthochdruck (Hypertonie), Herzrhythmus-Störungen, koronare Herzkrankheit, erhöhte Blutfette (Hypercholesterinämie), Arteriosklerose und Diabetes.

Aus dem pflanzlichen Bereich bieten sich zahlreiche Wirkstoffe an, die eine stark entzündungshemmende Wirkung aufweisen. Zu nennen sind hier vor allem die Polyphenole, auch bekannt als „sekundäre Pflanzenstoffe": EGCG (Grüntee-Extrakt), Quercetin, Resveratrol und Curcumin. Sie sind als Nahrungsergänzungsmittel problemlos erhältlich. Bequem und effizient ist es, Kombinationspräparate (z. B. „Polyphenole"[32]) zu verwenden, um eine möglichst breite Wirkung zu erzielen.

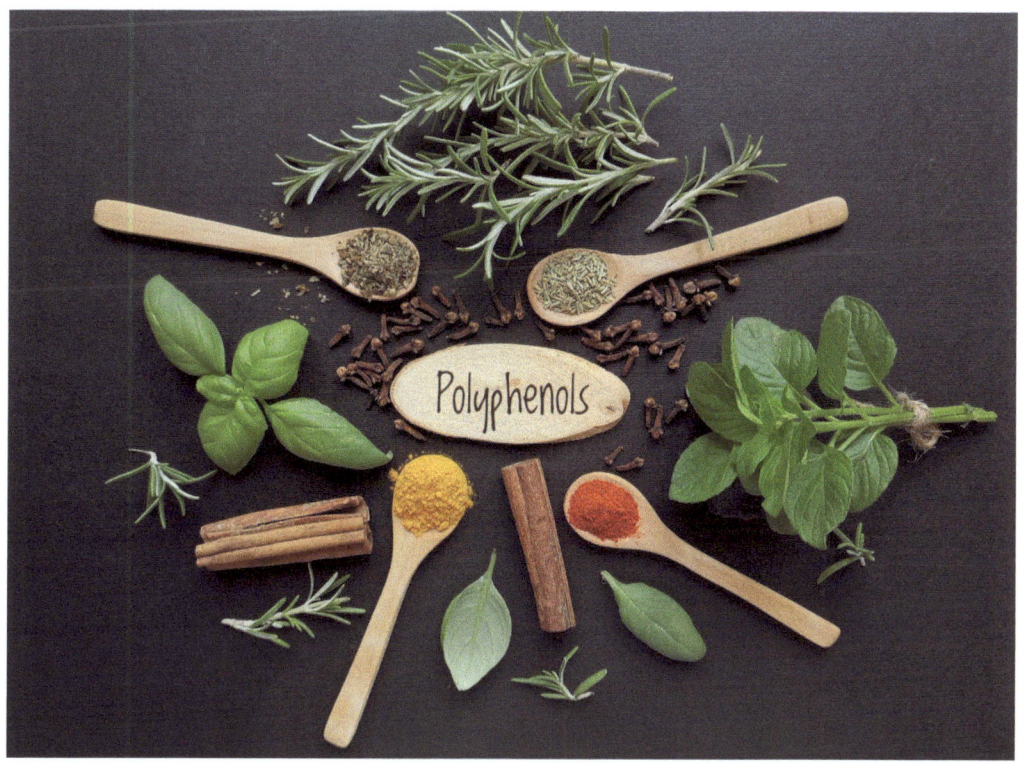

Abbildung 47: Polyphenole haben sich seit Jahrtausenden als entzündungshemmende und regenerationsfördernde Substanzen bewährt; *Quelle: shutterstock.com*

Zahlreiche weitere Mikronährstoffe und pflanzliche Wirkstoffe besitzen ebenfalls entzündungshemmende Eigenschaften, unter anderem MSM, Berberis, Weidenrinde, Ingwer, Fucoidan, Weihrauch (Boswellia) und verschiedene Heilpilze. Sie erleichtern sich die Einnahme, wenn Sie auch hier auf speziell abgestimmte Kombinationsmittel zurückgreifen (z. B.

„Silent Immun"[70]). In schweren Fällen kann auch der Einsatz von Steroiden angezeigt werden. Cortisol kann in der langfristigen Anwendung zwar Nebenwirkungen mit sich bringen, allerdings besteht zum einen bei schwerer Inflammation eine ausreichende Begründung und zum anderen besitzt Cortisol eine weitere, sehr wertvolle Eigenschaft: Es fördert die Regeneration der Blut-Hirn-Schranke[56]. Können im Labor also sowohl eine schwere Entzündung als auch Schäden an der BHS nachgewiesen werden, kann Cortisol eine ausgezeichnete Wahl darstellen. Da es verschreibungspflichtig ist, muss hier zwingend ärztliche Hilfe in Anspruch genommen werden.

SPEZIFISCHE HEMMUNG DER NEUROINFLAMMATION IM NERVENSYSTEM

Wir haben gesehen: Die Entzündung im Gehirn selbst funktioniert nach etwas anderen Regeln als die allseits bekannten Entzündungen im restlichen Körper. Dementsprechend unterscheiden sich auch die Wirkstoffe zur Behandlung dieses Problems von den ansonsten üblichen. Das muss allerdings nicht bedeuten, dass die Umsetzung automatisch komplizierter ist.

Bewährtes Basisinstrument: Magnesium

Eine sehr einfache Möglichkeit ist der Einsatz von Magnesium. Dessen positive Wirkung auf neurodegenerative Erkrankungen wie Alzheimer oder Parkinson ist seit Längerem bekannt[57]. Interessanterweise hemmt es genau diejenigen entzündlichen Signalwege, die auch bei Long-Covid eine wichtige Rolle spielen[58]. Magnesiummangel kommt auch bei Depressionen als Ursache infrage[59]. Ein wichtiger Bonus: Magnesium unterstützt die Wiederherstellung der Blut-Hirn-Schranke[60]. In Anbetracht all dieser positiven Effekte wird die Einnahme von Magnesium für Long-Covid-Betroffene fast schon zur Pflicht. Einen Haken hat die Sache allerdings: In vielen Fällen wird sehr viel Magnesium benötigt, die orale Einnahme hat aber gewisse Grenzen. Individuell besteht hier eine Schmerzgrenze, ab der

Magnesium Durchfall auslösen kann. Diese Schmerzgrenze ist sehr unterschiedlich: Während manche Menschen bis zu 1.000 mg pro Tag vertragen, ist bei anderen bereits ab 300 mg Schluss. Sollte dies der Fall sein, kann versucht werden, die Tagesdosis auf mehrere Einnahmen zu verteilen. Erstrebenswert sind mindestens 500 mg pro Tag; das könnte beispielsweise umgesetzt werden, indem man zweimal je 250 mg einnimmt. Sollte die Einnahme von Magnesium dennoch problematisch bleiben, kann als letztes Mittel auf Infusionen zurückgegriffen werden.

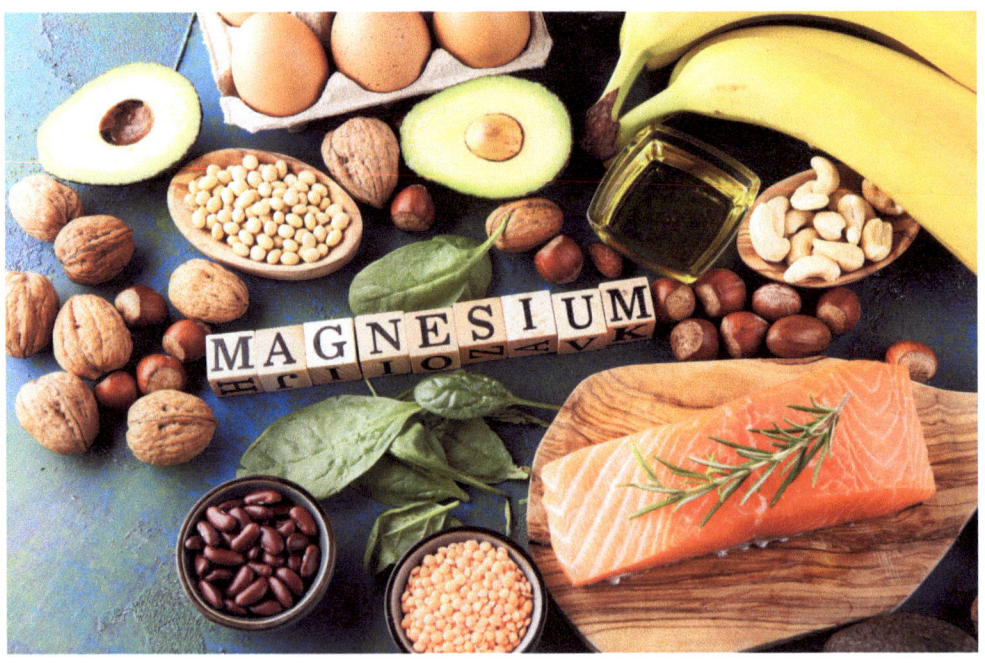

Abbildung 48: Magnesium kann einen wertvollen Beitrag leisten - daher sollten Magnesiumquellen vermehrt in die Ernährung eingebaut werden; *Quelle: shutterstock.com/YARUNIV Studio*

Old pony, new tricks: Melatonin

Ein weiteres, äußerst wirkungsvolles Instrument, um Entzündungsprozesse im Nervensystem zu beenden, ist Melatonin. Studien belegen: Melatonin ist hervorragend geeignet, um eine Covid-19-Erkrankung zu begleiten und schwere Verläufe zu verhindern[61]. Zudem hemmt es effektiv die Bildung der pro-entzündlichen Zytokine[62], die ja eines der Hauptprobleme darstellen – sowohl im Rahmen der akuten Erkrankung als auch im Kontext Long-Covid. Melatonin wirkt allgemein regulierend auf das Immunsystem[63] und ist als zusätzlicher Bonus ein hochwirksames Antioxidans: Es neutralisiert freie Radikale und fördert die Bildung weiterer körpereigener Antioxidantien[64]. Seine eigentliche Magie entfaltet Melatonin im Kontext Long-Covid aber direkt im Gehirn. Es beruhigt das entzündliche Gliagewebe und fördert unmittelbar die Bildung von regenerierenden Botenstoffen[65]. Wir können mit Melatonin also nicht nur eine weitere Schädigung des Nervensystems unterbinden, sondern aktiv zu dessen Regeneration und Heilung beitragen. Wie so oft gilt es aber auch hier einige Spielregeln zu beachten. Regel Nr. 1: Melatonin wird von unserem Organismus nachts gebildet und übt großen Einfluss auf unseren Tag-Nacht-Rhythmus aus. Um ihn nicht zu stören, sollte Melatonin der inneren Uhr entsprechend abends eingenommen werden, direkt vor dem Zubettgehen.

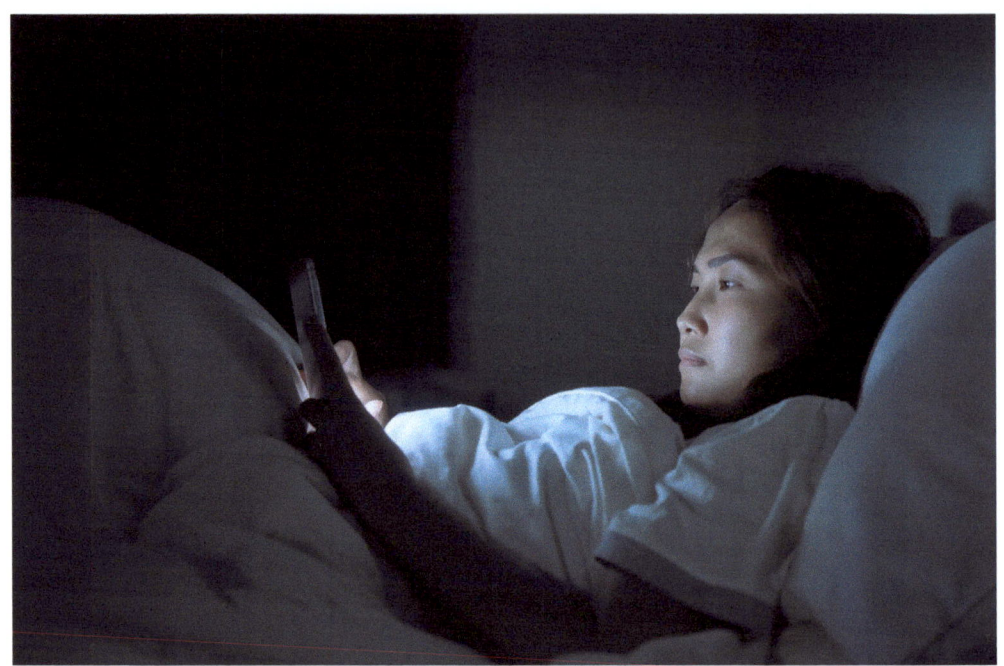

Abbildung 49: Blaues Licht hemmt die Bildung von Melatonin erheblich. Smartphones, Tablets und Ähnliches haben im Schlafzimmer nichts verloren; Quelle: shutterstock.com/kittirat roekburi

Regel Nr. 2: Großzügigkeit ist Trumpf. Es hat sich leider eingebürgert, Melatonin in relativ geringer Dosis zu verschreiben und einzunehmen. Die übliche Größenordnung bewegt sich zwischen 0,5 und 3 mg. Das ist für unsere Zwecke deutlich zu wenig. Entgegen den Empfehlungen von „Dr. Google" sollten Sie Melatonin mit mindestens 0,25 mg pro Kilogramm Körpergewicht einsetzen, in den ersten Wochen sogar mit 0,5 mg pro Kilogramm. Für einen durchschnittlichen Erwachsenen mit 70 Kilogramm Körpergewicht käme so eine Tagesdosis von 17–35 mg zustande. Um das umzusetzen, benötigen Sie ein entsprechend hoch dosiertes Präparat. Falls

Sie hier mit Kapseln à 1 mg hantieren, haben Sie allabendlich eine kleine Mahlzeit aus Kapseln vor sich. Geeignet sind entweder Kapselpräparate mit 5–10 mg pro Kapsel (z. B. von Swanson[66]) oder Cremes mit liposomalem Melatonin (z. B. hier[67]; sie sind deutlich teurer, ersparen es einem aber, Kapseln zu schlucken).

Gutes von der Wiese: Beifuß

Etwas anspruchsvoller ist die Therapie mit Artemisinin, einem pflanzlichen Wirkstoff, der aus Beifuß gewonnen wird. Studien belegen seine umfassende Wirkung auf Neuroinflammation[68]. Sie umfasst unter anderem

- die Abnahme pro-entzündlicher Signale (Zytokine), sowohl im Gehirn als auch im restlichen Körper,
- die Abnahme freier Radikale,
- die Wiederherstellung der Blut-Hirn-Schranke,
- die Abnahme intestinaler Entzündungen (also Entzündungen im Darmbereich – sie wirken über die Darm-Hirn-Achse ebenfalls in erheblichem Umfang auf eine Neuroinflammation ein),
- die Regeneration von Nervenzellen.

Klingt gut? Ist es auch. Drei Wermutstropfen gibt es allerdings. Erstens: Der Artemisinin-Gehalt in Beifuß ist sehr gering und liegt nur bei etwa 1 %. Um also an 1 mg Artemisinin zu kommen, müssten Sie 100 mg Beifuß-Extrakt zu sich nehmen. Sie benötigen aber rund 300 mg Artemisinin pro Tag.

Würden Sie diesen Bedarf mit Beifußextrakt decken wollen, liefe das auf eine Einnahme von 30.000 mg Beifußextrakt pro Tag hinaus – eine eher wenig verlockende Aussicht. Konzentrierte Präparate sind aber unkompliziert erhältlich (z. B. hier[69]); achten Sie einfach darauf, dass es sich um reines Artemisinin handelt. Der zweite Wermutstropfen ist ein leider unvermeidliches Problem: Der Wirkstoff kann mit dem Eisen der roten Blutkörperchen reagieren. Sie werden dadurch einem Zellstress ausgesetzt, der im Extremfall zum Verlust von Blutkörperchen führen kann. Das klingt nun dramatischer als es letzten Endes ist, unser Knochenmark kann rote Blutkörperchen sehr gut ersetzen. Dennoch sollte bei längerer Einnahme das Blutbild kontrolliert werden. Sie können dies einmal pro Monat bei Ihrem Hausarzt durchführen lassen, um auf der sicheren Seite zu sein. Bei Auffälligkeiten sollten Sie für 1–2 Wochen pausieren und blutbildende Mikronährstoffe zu sich nehmen (eine hervorragend geeignete Kombination ist z. B. das Präparat Haematogen[70]). Der letzte Punkt, der zu beachten ist: Artemisinin hemmt die Bildung von GABA, einem Botenstoff im Gehirn. Um Mangelzuständen vorzubeugen, empfiehlt es sich während der Therapie GABA zuzuführen. Da GABA einen beruhigenden Effekt hat, sollte die Einnahme am Abend erfolgen. Die Dosis kann anfangs zwischen 250 und 500 mg gewählt werden. Da GABA im Gehirn ebenfalls entzündungshemmend wirkt, ist es sinnvoll, eher etwas mehr zu nehmen. Am besten probieren Sie aus, wo die eigene Wirkungsdosis liegt. Sie ist daran zu erkennen, dass sich 10–20 Minuten nach Einnahme ein entspannendes, leicht beruhigendes Gefühl einstellt. Bei dieser Dosis sollte man dann bleiben. Aufgrund bestimmter genetischer Einflüsse kann die individuell optimale Dosis stark schwanken. Während der eine mit 250 mg zufrieden ist, kann eine andere Person 1.000 mg benötigen. Hier gilt es dem eigenen Körperempfinden zu vertrauen. Nebenwirkungen sind unterhalb von 2.000 mg nicht zu erwarten und äußern sich falls doch vor allem in Form von Übelkeit.

Die Nase, dein Freund und Helfer

Es mag auf den ersten Blick etwas seltsam klingen, aber die Nase kann in dieser Situation die Rettung sein. Warum? Weil sie uns einen unmittelbaren Zugang zum zentralen Nervensystem bietet. Die Riechschleimhaut ist auf direktem Weg mit dem Gehirn verbunden, über die sogenannte „Riechbahn" (vgl. Abschnitt „Die Riechbahn"). Diese Tatsache ermöglicht es, Wirkstoffe über die Nase ohne Umweg ins Nervensystem zu transportieren. Das entsprechende Verfahren wird als **intranasale Therapie** bezeichnet und bietet zahlreiche Vorteile:

1. Die Wirkstoffe erreichen ohne Verluste das Gewebe, in dem sie wirken sollen. Bei oraler oder intravenöser Zufuhr verteilen sie sich dagegen im gesamten Körper; wie viel letztlich im Nervensystem landet, ist unklar.

2. Die Wirkstoffe wirken spezifisch im Nervensystem und nicht in anderen Geweben und Organen. Das Risiko für unerwünschte Reaktionen und Nebenwirkungen geht dadurch gegen null.

3. Die Verabreichung ist bestechend einfach: Man träufelt das Medikament mit einem Zerstäuber in die Nase. Die Alternative – um Wirkstoffe direkt ins Gehirn zu befördern – wäre die Injektion des Medikaments in die Rückenmarksflüssigkeit mittels Lumbalpunktion. Sie ist ein relativ aufwendiger und leider auch schmerzhafter Eingriff.

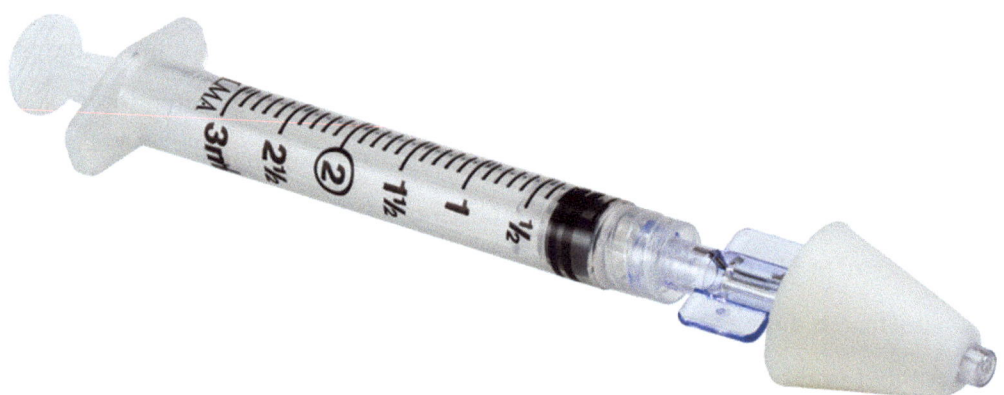

Abbildung 50: Spritze mit Zerstäuberaufsatz für intranasale Wirkstoffgabe

Sie können sich darauf verlassen, dass Ihr Arzt von diesem Verfahren noch nichts gehört hat. Während es in den USA eine weite Verbreitung gefunden hat, ist es bei uns weitestgehend unbekannt. Typische Einsatzgebiete sind Demenzerkrankungen, Parkinson, Schlaganfälle und traumatische Hirnverletzungen. Diese Fälle teilen sich wichtige Merkmale mit der

144

Neuroinflammation, die bei Long-Covid oder beim Post-Vakzin-Syndrom auftritt:

- Schäden an der Blut-Hirn-Schranke
- Umprogrammierung des Gliagewebes hin zur Entzündung
- Bildung von freien Radikalen
- Schädigung des Neurotransmitterhaushalts

Insofern liegt es mehr als nahe, sich an dieser Stelle den Werkzeugkasten der intranasalen Therapie auszuborgen. Welche Wirkstoffe kommen zum Einsatz? Vor allem drei – Insulin, IGF und PRP. Der Reihe nach: Insulin ist das bekannte blutzuckerregulierende Hormon, das routinemäßig bei Diabetikern eingesetzt wird. Intranasal geht es allerdings nicht um Zuckerstoffwechsel-Störungen; vielmehr ist Insulin in der Lage, zahlreiche der schädigenden Prozesse einer Neuroinflammation zu hemmen. Ähnliches gilt für IGF (Insulin-like growth-factor). Hierbei handelt es sich um einen globalen Wachstums- und Regenerationsfaktor, der bezüglich seiner Wirkung eng mit dem Wachstumshormon verwandt ist. PRP steht für Platelet-rich-Plasma, ein Cocktail aus Wachstums- und Regenerationsfaktoren, die direkt aus dem Blut des Patienten gewonnen werden. Technisch handelt es sich dabei also um eine Art Eigenbluttherapie oder Autotransfusion. Die wesentlichen Aspekte sind in der folgenden Tabelle grob zusammengefasst:

145

Wirkung/Eigenschaft	Insulin	IGF[76, 71, 72]	PRP[73]
Hemmung der Radikalenbildung[74]	✓	✓	
Verbesserung der Mikrozirkulation/ Durchblutung77 unten	✓	✓	✓
Regeneration von Nervenverbindungen	✓	✓	
Zellschutz[75]	✓	✓	✓
DNA-Schutz[75]	✓		
Bildung neuer Nerven- und Gliazellen		✓	
Schutz und Unterstützung der Mitochondrien[76]	✓		
Entzündungshemmung[77]	✓	✓	

Abbildung 51: Effekte der intranasalen Therapie mit Insulin, IGF und PRP

146

Das Protokoll zur Anwendung der drei Komponenten ist einfach, ebenso wie die Durchführung als solche:

1. Der jeweilige Wirkstoff wird in einer kleinen Spritze (optimal: 1 ml) aufgezogen,
2. anschließend wird der Nanozerstäuber aufgesetzt,
3. der Patient begibt sich in eine liegende Position mit leicht überstrecktem Nacken,
4. die Spritze mit dem aufgesetzten Zerstäuber wird in das Nasenloch eingeführt und
5. der Wirkstoff wird langsam in die Nase eingebracht (ca. 1 Minute).

Dabei ist zu beachten, nicht mehr als 0,25 ml pro Nasenloch und Durchlauf zu verabreichen. Denn falls mehr gegeben wird, ist die Schleimhaut nicht mehr in der Lage, das Material aufzunehmen und die Wirkstofflösung würde ungenutzt in den Rachenraum abfließen. Sollen also größere Volumina verabreicht werden, muss die Prozedur in mehreren Schritten ausgeführt werden: jeweils maximal 0,25 ml pro Nasenloch, anschließend 15 Minuten warten (während der Patient in liegender Position bleibt), dann den Ablauf wiederholen. Die Dosierung und Häufigkeit der Anwendung richten sich letztlich nach den individuellen Erfordernissen, als Faustregel und zum Einstieg können folgende Richtwerte verwendet werden:

Wirkstoff	Dosis (pro Nasenloch)	Frequenz
Insulin	10 IU (Kurzzeitinsulin, Rapidinsulin)	Anfangs täglich, dann 2–3 ×/Woche
IGF	150 µg	2 ×/Woche
PRP	0,2 ml	1–2 ×/Woche

Abbildung 52: Dosierung der intranasalen Therapie

Insulin und IGF können vom Arzt verschrieben und über die Apotheke bezogen werden. Etwas schwieriger ist die Sache bei PRP, da es vor Ort direkt aus dem Blut des Patienten hergestellt werden muss. Ob es verfügbar ist, hängt also letztlich von der Ausstattung der durchführenden Praxis ab. Sollte es nicht möglich sein, PRP einzusetzen, ist dies aber kein Beinbruch – die beiden anderen Wirkstoffe stellen in Kombination bereits ein mächtiges und effektives Instrumentarium dar.

Da die Schädigung der Blut-Hirn-Schranke (BHS) ähnlich einem Dominoeffekt eine Kaskade an Folgeproblemen auslösen kann, besitzt ihre Wiederherstellung eine hohe Priorität. Was zunächst abstrakt und möglicherweise kompliziert klingen mag (der Fachmann würde von einer vermehrten Expression permeabilitätssenkender Zelladhäsionsmoleküle sprechen), ist letztlich ein gut umsetzbares Vorhaben. Zumal vieles, was wir bereits angesprochen haben, auch in diesem Bereich wirksam ist, unter anderem Cortisol, Magnesium und Melatonin. Ein ungemein wertvoller Helfer ist zudem Butyrat (Buttersäure). Für unsere Blut-Hirn-Schranke ist Butyrat geradezu ein Schutzengel: Es pflegt die BHS[78] und heilt sie nach traumatischen[79] und entzündlichen Schäden[80]. Butyrat wird (hoffentlich) von Ihrem Darm-Mikrobiom gebildet. Das ist gut so, da der Konsum von Buttersäure gelinde gesagt eine Herausforderung wäre: Man müsste ranzige Butter essen. Tatsächlich ist die Produktion von Butyrat eine der wesentlichsten Stoffwechselaufgaben unserer Darmflora. Geleistet wird sie von den Säuerungskeimen, die Butyrat durch Vergärung von Ballaststoffen herstellen. Für eine gute Butyratversorgung benötigen Sie also nur zwei Zutaten: eine intakte Gärungsflora und die regelmäßige Zufuhr von kurz- und langkettigen Ballaststoffen. Wir werden im Kapitel „**Fehler! V erweisquelle konnte nicht gefunden werden.**" lernen, dass es leider bei vielen Menschen im Anschluss an eine Covid-19-Erkrankung zu teils erheblichen Störungen des Darm-Mikrobioms kommt. Bei Long-Covid ist daher eine Abklärung bezüglich des Zustands der Darmflora eine äußerst sinnvolle Maßnahme. Unabhängig davon gibt es zwei einfache Möglichkeiten, den Butyratspiegel im Körper zu erhöhen, um die Regeneration der Blut-Hirn-Schranke zu beschleunigen: Erstens können Sie die Zufuhr entsprechender Ballaststoffe nach oben schrauben.

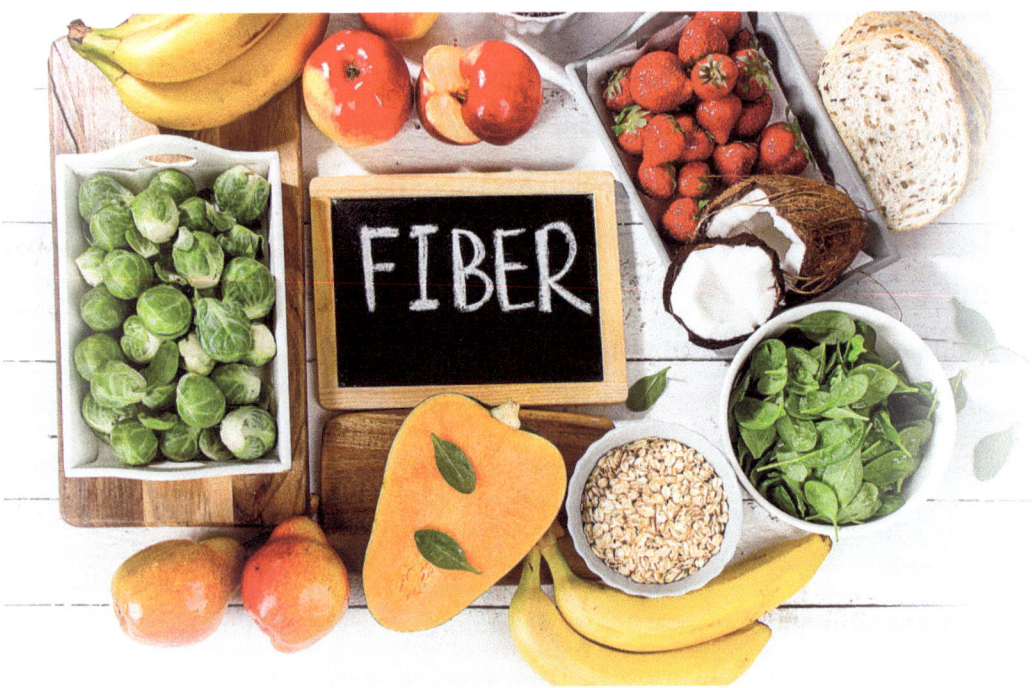

Abbildung 53: Lebensmittel, die schmecken und einen hohen Gehalt an Ballaststoffen (Fiber) aufweisen; Quelle: shutterstock.com/Tatjana Baibakova

Zweitens kann durch die Einnahme von Präbiotika gezielt und besonders wirksam die Butyratbildung gefördert werden[81]. Gerade wenn größere

150

Schäden festgestellt werden, ergibt es Sinn, direkt und hoch dosiert Butyrat einzunehmen. Keine Angst – statt ranziger Butter können wir hier auf Kapseln zurückgreifen (z. B. von BodyBio[82]). Für Erwachsene liegt die anzustrebende Tagesdosis bei 2–3 × 500 mg/Tag. Butyrat bietet sich aber noch aus weiteren Gründen in dieser Situation an:

- Es programmiert das Gliagewebe um – weg vom Entzündungsmodus, hin zu einem anti-entzündlichen Modus[83].
- Es hemmt die Bildung entzündungsfördernder Zytokine[84].
- Es fördert die Bildung anti-entzündlicher Signale, die zur Regulation und Beruhigung des Immunsystems beitragen (konkret z. B. Interleukin 4 und 10)[85].
- Es regt die Energieproduktion in den Mitochondrien an und kann so helfen, sich von einer Mitochondriopathie zu erholen[86].

Wir sehen: Wohl dem, der über ein gesundes Darm-Mikrobiom verfügt.

Ein etwas neuerer Ansatz zur Verbesserung der Blut-Hirn-Schranke ist die Einnahme der Aminosäure Norvalin[87]. Allgemein eher unbekannt, findet diese Aminosäure seit einiger Zeit vor allem im Sportbereich Anwendung, da sie den Muskelaufbau fördert. Für unsere Zwecke empfiehlt sich die tägliche Zufuhr von 40 mg pro Kilogramm Körpergewicht.

151

Ein Verfahren, das wir bereits an anderer Stelle besprochen haben, ist ebenfalls in der Lage, die Blut-Hirn-Schranke zu verbessern: die HBO (hyperbarer Sauerstoff, vgl. S.). Sollte sie also ohnehin schon geplant sein, schlägt man zwei Fliegen mit einer Klappe[88].

REDUKTION VON RADIKALENSTRESS

Wir haben uns mit diesem Punkt bereits im Mitochondrien-Kapitel beschäftigt (siehe „Freie Radikale und Entzündung"), insofern handelt es sich dabei um kein neues Themengebiet. An dieser Stelle möchte ich einzig darauf hinweisen, dass sich bei Neuroinflammation vor allem zwei Antioxidantien bewährt haben und entsprechend großzügig eingesetzt werden sollten: Melatonin und NAC (N-Acetyl-Cystein). Beide neutralisieren nicht nur Radikale, sondern verbessern zusätzlich Funktion und Struktur der Blut-Hirn-Schranke[89]. Wichtig ist – und deswegen sei es nochmals wiederholt – geeignete Dosierungen zu wählen: mindestens 50–100 mg/kg/Tag bei NAC und 0,25–0,50 mg/kg/Tag bei Melatonin.

Wir haben gesehen: Die Krankheitsmechanismen von Long-Covid können in erheblichem Umfang in unseren Neurotransmitterhaushalt eingreifen. Besonders betroffen waren Serotonin, Melatonin und Dopamin. Auch hier gilt aber: Sind die Probleme erst einmal erkannt, stehen Lösungen bereit. Über Melatonin, seine Aufgaben und wie man einen Mangel daran ausgleicht, haben wir uns bereits in den vorigen Abschnitten informiert. Nun müssen wir uns noch um Serotonin und Dopamin kümmern, um auch hier die Dinge zu unseren Gunsten zu wenden. Wichtig: Wir können an dieser Stelle nur erfolgreich sein, wenn Entzündungen und freie Radikale parallel angegangen werden. Dies ist eine zwingende Voraussetzung, um nachhaltige Erfolge zu erzielen!

Zunächst einmal müssen wir sicherstellen, dass die benötigten Co-Faktoren in ausreichender Menge vorhanden sind. Nach einer akuten Infektion bestehen hier nicht selten Defizite. Die praktische Erfahrung lehrt, dass es wenig sinnvoll ist, Geld in die labortechnische Prüfung der Mikronährstoffspiegel zu stecken. Zielführender ist es, die betroffenen Mikronährstoffe einfach zuzuführen. Falls sie tatsächlich einmal nicht benötigt werden sollten, drohen keine relevanten Nebenwirkungen, und dieses Vorgehen spart Zeit und Geld. Folgende Nährstoffe sollten abgedeckt sein:

Mikro- und Makronährstoffe zur Stärkung des Neurotransmitterhaushalts	
Vitamine	B6, B9, B12, Vitamin C
Spurenelemente	Magnesium, Zink, Eisen
Aminosäuren und Peptide	Tryptophan, 5-HTP, Tyrosin, Phenylalanin, Methionin
Sonstige	SAMe, Betain, Nukleotide

Abbildung 54: Wichtige Nährstoffe für den Neurotransmitterhaushalt

Wir erkennen sofort: Es gibt hier Überschneidungen mit anderen Themen und Zielen, mit denen wir uns bereits beschäftigt haben, wie der Mikronährstoff-Versorgung der Mitochondrien. Es wird daher eher selten vorkommen, noch keinen dieser Nährstoffe auf unserer To-do-Liste zu finden. Für viele wird es daher Sinn ergeben, die fehlenden Komponenten in ihrem Einnahmeplan zu ergänzen. Ansonsten kann auch hier wieder auf Kombinationspräparate[90] zurückgegriffen werden, um die Medikationsliste möglichst einfach und übersichtlich zu halten.

Besonders die direkten Ausgangsstoffe zur Botenstoffbildung müssen aber gerade am Anfang in höherer Dosierung zugeführt werden. Dies betrifft konkret Tryptophan und Tyrosin. Letzteres wurde bereits im Kapitel „Angriff auf den Gehirnstoffwechsel" (S. 121) vorgestellt. Falls keine Schilddrüsenüberfunktion vorliegt, sollten Erwachsene hier mit mindestens 500 mg/Tag operieren. Bei entsprechend ungünstigen Laborbefunden kann die Dosis in den Anfangswochen auch über 1.000 mg pro Tag hinausgehen. Solche hohen Dosierungen sollten aber mit einem Therapeuten abgesprochen und nicht unbegrenzt lange aufrechterhalten werden. Die Einnahme sollte nüchtern erfolgen (mit 2 Stunden Abstand zur letzten Mahlzeit) und eher in der ersten Tageshälfte. Tryptophan sollte ebenfalls nüchtern eingenommen werden, allerdings in der zweiten Tageshälfte (später Nachmittag, Abend). Wir haben zudem gesehen: Tryptophan kann in pro-entzündliche Botenstoffe umgewandelt werden – etwas, das wir definitiv vermeiden wollen und auch können. Dafür sollte anstelle von Tryptophan auf 5-HTP (5-Hydroxy-Tryptophan) zurückgegriffen werden. Es kann dem Entzündungsstoffwechsel nicht zum Opfer fallen und ist daher die sicherere Lösung. Ziel für Erwachsene ist eine Dosierung von mindestens 3 mg pro Kilogramm Körpergewicht pro Tag. Da 5-HTP sehr stark mit anderen Aminosäuren um die Aufnahme ins Gehirn konkurriert, ist der Abstand zur letzten sowie zur nächsten Nahrungsaufnahme besonders wichtig und sollte 2 Stunden nicht unterschreiten.

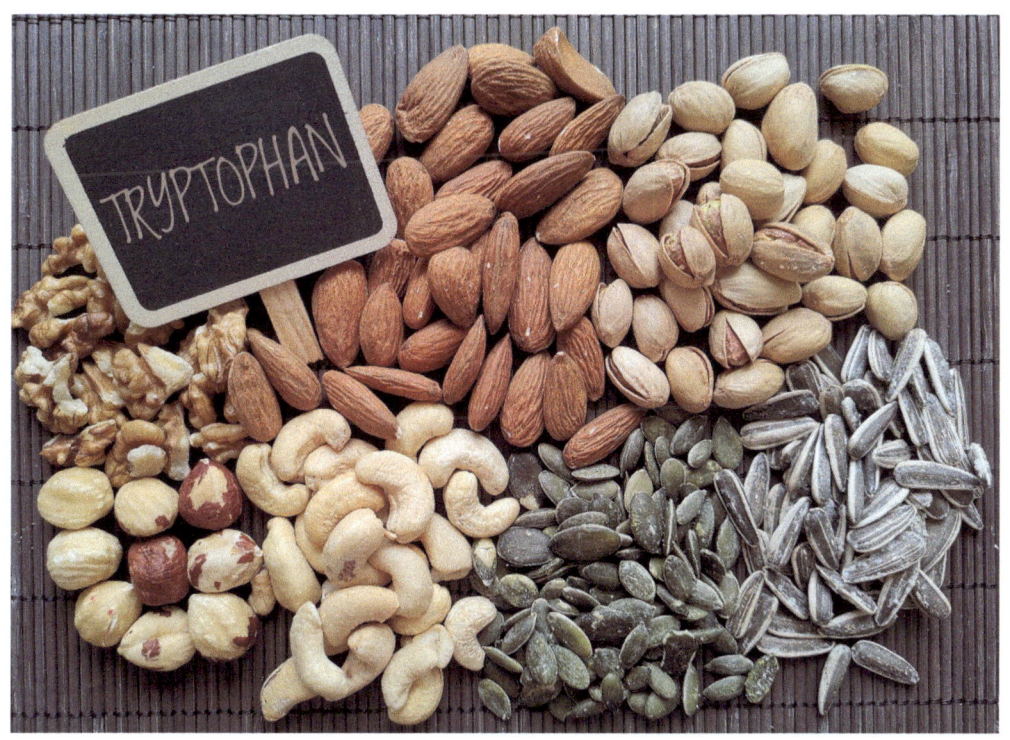

Abbildung 55: Nüsse sind hervorragende Tryptophan-Quellen und allemal gesünder als Schokolade; Quelle: shutterstock.com

Ein typisches Anzeichen für Tryptophan-Mangel ist übrigens Heißhunger auf Schokolade. Sie enthält relativ viel Tryptophan und verhältnismäßig wenige andere Aminosäuren, weswegen sie von unserem Gehirn als Quelle ausgemacht wird. Die Schattenseite sind natürlich die Kalorien, die mit dem Verzehr einhergehen. Gesündere Tryptophan-Quellen wären Nüsse.

Auch bei gewissenhafter Einnahme und Beachtung der vorgestellten Rahmenbedingungen kann die Erholung des Gehirnstoffwechsels erhebliche

157

Zeit in Anspruch nehmen. In schweren Fällen sprechen wir hier von mehreren Monaten. Dies ist inakzeptabel, falls ein sehr hoher Leidensdruck besteht, gerade auch im Falle einer schweren Depression. Hier ist unbedingte Ehrlichkeit mit sich selbst gefragt. Es fällt vielen von uns schwer, sich einzugestehen, dass man an einer Depression leidet. Auch der Gang zu einem Psychiater stellt eine zusätzliche Hemmschwelle dar. Erschwerend kommt hinzu: Infolge der Pandemie hat sich die Anzahl von Patienten dramatisch erhöht, die psychologische und psychiatrische Hilfe suchen – es ist daher schwer, zeitnah einen Termin zu bekommen. Vielleicht können wir uns an dieser Stelle auf folgendes Vorgehen einigen:

1. Maximal ehrliches Durcharbeiten des Depressionsfragebogens (Abbildung 19, S. 62).
2. Bei Verdacht auf schwere Depression wird ärztliche Hilfe in Anspruch genommen.
3. Auch wenn Sie auf die Schnelle keinen Termin beim Facharzt bekommen: Sprechen Sie Ihren Hausarzt darauf an, er kann Ihnen hier ebenfalls weiterhelfen.

Viele Menschen bringen Antidepressiva eine gehörige Portion Skepsis entgegen, und das nicht völlig zu Unrecht. Oft werden sie eingesetzt, ohne die tiefer liegenden Probleme anzugehen, und ihre Einnahme verwandelt sich dann in einen Dauerzustand. Auch kommen sie häufig zum Einsatz, ohne die Hintergründe genauer auszuleuchten. Die Suche nach einem geeigneten Mittel erfolgt daraufhin nach dem Prinzip „Versuch und Irrtum".

Beides trifft in unserer Situation hier *nicht* zu. Wir wissen um die Probleme, und wir bemühen uns ja bereits darum, die Ursachen zu beheben. Unser Ziel ist ausschließlich, den Heilungsprozess zu beschleunigen, und das beutetet konkret, den Serotonin-Melatonin-Stoffwechsel zu verbessern. Dabei bietet sich vor allem eine Art von Antidepressiva an: die Serotonin-Wiederaufnahme-Hemmer (SSRI), beispielsweise Fluoxetin, Citalopram oder Escitalopram. Schwere Depressionen bergen erhebliche Risiken in sich und neigen leider dazu, sich selbst zu verschlimmern. Wenn wir also mit diesem Schweregrad konfrontiert sind, ist es geboten, zusätzliche Geschütze aufzufahren. Bringen Sie aber auch hier etwas Geduld auf. Antidepressiva wirken nicht von heute auf morgen, sondern benötigen häufig 2–3 Wochen, um ihre volle Wirkung zu entfalten. Ähnliches gilt übrigens auch für den umgekehrten Fall: Wenn Patient und Therapeut der Meinung sind, dass die Antidepressiva nicht mehr länger benötigt werden, sollten sie langsam ausgeschlichen und nicht schlagartig abgesetzt werden. Wir müssen unserem Gehirn die Möglichkeit geben, sich auf die Veränderung einzustellen und seinen Stoffwechsel entsprechend anzupassen, anstatt es in einen neuen Modus zu zwingen.

ZUSAMMENFASSUNG: NEUROINFLAMMATION SICHTBAR MACHEN

Falls neurologische Beschwerden vorliegen, die eine Neuroinflammation wahrscheinlich erscheinen lassen, muss man selbst aktiv werden und sich auf die Suche nach einer geeigneten Praxis begeben. Die Praxis sollte in diesem Bereich Erfahrung besitzen und in der Lage sein, die benötigten Untersuchungen durchzuführen. Hilfe bei der Suche können entsprechende Berufsverbände und Arbeitskreise bieten, zum Beispiel die Deutsche Gesellschaft für Nährstoffmedizin und Epigenetik (DGNAME e. V., Kontaktdaten siehe Anhang). Warnsignale und Hinweise auf eine Neuroinflammation sind insbesondere:

- Fatigue

- Brain-Fog, Konzentrationsstörungen

- Angstzustände

- Depression

Zur Vorbereitung auf das Erstgespräch oder eine erste Anfrage ist es sinnvoll, sich eine Liste an Abklärungsmaßnahmen zurechtzulegen, auf die Wert gelegt werden muss. Um dies zu erleichtern, finden Sie im Folgenden eine kurze Zusammenfassung.

Zuordnung	Werte	Medium
Radikalenstress	• Lipidperoxidation/MDA	Blut
	• 8-OHDG	Urin
	• Nitrostressprofil (Nitrophenylessigsäure, Methylmalonsäure, Citrullin)	
	• GSH/GSSH	Blut
Mitochondrien	• Bioenergetischer Gesundheitsindex (BHI)	Blut
Entzündung	• Zytokinprofil (IL-1, IL-2, IL-6, IL-10, IL-17, TNF-α, Interferon-ɣ/IP-10)	Blut
	• Tryptophan-Stoffwechsel (Tryptophan, Kynurenin, Quinolin, IDO, KMO) • Optimal: Tryptophan-Metabolom von Biovis	Urin/Blut (Dryspot)
Blut-Hirn-Schranke	• S-100	Blut
	• Zonulin	
	• Alpha-1-Antitrypsin	

Abbildung 56: Untersuchungen zum Nachweis einer Neuroinflammation

161

Für die genannten Probleme – Entzündung, Radikale usw. – gibt es eine große Anzahl weiterer Parameter und Untersuchungsmethoden. Ich empfehle aber, exakt die in der Tabelle aufgeführten Werte zu verwenden, da sie die zuverlässigsten und aufschlussreichsten Ergebnisse liefern. Im Anhang finden Sie ebenfalls die Kontaktdaten von Laboren, die sich auf diese Untersuchungen spezialisiert haben.

COVID-19 UND DAS IMMUNSYSTEM: EINE KOMPLIZIERTE BEZIEHUNG

Im Anschluss an eine Covid-19-Erkrankung können sich mittel- und langfristige Veränderungen des Immunsystems herausbilden, die in teils völlig verschiedene Richtungen gehen. So wurde einerseits eine massive Herabsetzung der Immunfunktion beobachtet, andererseits kann es zu Autoreaktionen kommen, bei denen das Immunsystem unkontrolliert und überschießend körpereigene Strukturen angreift. Es ist daher absolut sinnvoll, bei anhaltenden Problemen einen umfassenden Immunstatus zu erheben, um diesen potenziell weitreichenden Veränderungen genau auf den Grund zu gehen. Nur auf Basis einer exakten Standortbestimmung ist es möglich, zielgerichtete und effektive Maßnahmen zu ergreifen. Simple Ansätze wie „Wichtig ist, das Immunsystem zu stimulieren" taugen an dieser Stelle nichts – ein Immunsystem, das den eigenen Körper angreift, sollte nicht stimuliert werden. Ebenso wenig ist es zielführend, aus Angst vor Autoreaktionen ein Immunsystem zu hemmen, das ohnehin schon am Boden liegt. Und generell ist es absolut notwendig, zu wissen, welche Teile des Immunsystems welche Art der Zuwendung brauchen – denn unterschiedliche Immunfunktionen bedürfen unterschiedlicher Vorgehensweisen.

AUTOIMMUNITÄT: DAS IMMUNSYSTEM WIRD ZUM FEIND

Je mehr wir über Covid-19 lernen, desto klarer wird: Langfristige Veränderungen des Immunsystems im Sinne einer Autoreaktion sind Teil des Problems. Bei Autoimmunreaktionen verwechselt unser Immunsystem körpereigene Strukturen mit Strukturen von Erregern. Als Folge greift unser Immunsystem unseren Körper an. *Warum und wie* genau dies bei SARS-CoV2 geschieht, ist noch nicht ersichtlich, klar ist aber, *dass* es geschieht. Dabei müssen wir zwei Varianten unterscheiden: einmal, dass Antikörper, die sich eigentlich gegen das Spike-Protein des Coronavirus richten, fälschlicherweise den eigenen Organismus angreifen. Die grundsätzlich erwünschten Schutz-Antikörper werden somit zu *Auto-Antikörpern*. Je höher also der Titer (d. h. die Konzentration dieser Antikörper im Blut), desto schlechter für die Betroffenen. Schlimmer noch: Bei jedem erneuten Kontakt mit dem Virus werden diese Antikörper milliardenfach nachgebildet. Jede Infektion kann dann zu einer akuten Verschlechterung der Autoimmun-Beschwerden führen. Die zweite beachtenswerte Variante ist die Bildung völlig neuer Autoantikörper, die mit den Antivirus-Antikörpern nichts zu tun haben. Besonders fatal: Die eine Variante schließt die andere nicht aus. Ein Betroffener kann daher *beide* Arten von Autoantikörpern bilden. Bei ein und demselben Patienten lassen sich deshalb im Extremfall Dutzende von unterschiedlichen Autoantikörpern nachweisen.

SPIKE-PROTEIN-ANTIKÖRPER ALS AMOKTÄTER

Das Spike-Protein von SARS-CoV2 hat leider fatale Ähnlichkeit mit verschiedenen körpereigenen Strukturen. Aufgrund dieser Tatsache besitzt es die Fähigkeit, ebendiese Strukturen zu attackieren. Die Wahrscheinlichkeit für eine solche Amoktat steigt mit dem Grad der Ähnlichkeit. Forscher aus Italien und den USA konnten zeigen, gegen welche körpereigenen Strukturen sich diese fehlgeleiteten Immunreaktionen häufig richten[91]. Die folgende Tabelle soll diesbezüglich einen Überblick geben. Zum besseren Verständnis wurden die spezifischen Strukturen (deren Namen für medizinische Laien eher kryptisch als informativ sind) Geweben oder Funktionen zugeordnet. Die Sortierung erfolgt nach abnehmender Reaktionsstärke, d.h. diejenigen Gewebestrukturen finden sich oben, gegen die am stärksten reagiert wird:

Zielstruktur	Zuordnung
NFP (Neurofilament-Proteine)	Zellskelett von Nervenzellen
Mitochondrien M2	Energiestoffwechsel
GAD (Glutamat-Decarboxylase)	Abbau von Glutamat im Gehirn
Nuclear Antigen	Zellkern-Membran
Lebermikrosomen	Bestandteil von Leberzellen
TPO (Thyreoperoxidase)	Enzym der Schilddrüse zur Herstellung von Schilddrüsenhormonen
Phospholipide	Bestandteil von Zellmembranen und Lipoproteinen
ß-Catenin	Signalweg innerhalb der Zellen, u. a. zur Gensteuerung
tTG (tissue Transglutaminase)	Darmenzym, Autoantikörper sind an der Entstehung von Zöliakie beteiligt
ß-Amyloid	Eiweiße im Nervensystem, Funktion umstritten
ENA (Extractable nuclear antigen)	Proteine des Zellkerns
Insulin-Rezeptor	Steuerung des Blutzuckers
Alpha-Myosin	Protein in Herzmuskelzellen

Actin	Protein in Muskelzellen
MBP (Basisches Myelinprotein)	Bestandteil der Myelinscheide (weiße Substanz des Nervensystems)
S-100	Bestandteil der Blut-Hirn-Schranke

Abbildung 57: Zielstrukturen von autoreaktiven Spike-Protein-Antikörpern[91]

Das ist meiner Meinung nach eine äußerst beunruhigende Liste, und es bleibt abzuwarten, wie häufig es zu ausgeprägten und anhaltenden Autoimmunerkrankungen kommen wird. Leider ist die Prüfung auf diese Form der Autoreaktivität aus mehreren Gründen schwierig: Zum einen ist die Abklärung dieses Problems in keiner Weise Bestandteil der aktuellen Leitlinien. Viele Ärzte sind sich dieser Problematik also gar nicht bewusst und werden entsprechend nicht danach suchen. Zweitens ist es technisch schwierig, zu ermitteln, *ob* und falls ja, *welche* körpereigenen Strukturen von den SARS-CoV2-Antikörpern angegriffen werden. Selbst Ärzte, die also in diese Richtung denken, stehen dann vor rein praktischen Hürden. Es gibt allerdings einige Ansätze, die an dieser Stelle Licht ins Dunkel bringen können. Sie sind teilweise unkonventionell und/oder mit erheblichem Aufwand verbunden:

Variante 1

Man untersucht die möglicherweise angegriffenen Gewebe auf Schäden. Sind sie nachweisbar, liegt eine Autoreaktion zumindest nahe. Zahlreiche der genannten Strukturen oder Funktionen werden durch unser bisher erarbeitetes Konzept bereits abgedeckt. Wir überprüfen ja Mitochondrien, Nervensystem, Blut-Hirn-Schranke, Herz und Leber. Man sollte autoreaktive Antikörper in die Rechnung miteinbeziehen, falls es in diesen Bereichen Auffälligkeiten gibt, die sich durch die bereits beschriebenen Probleme nicht erklären oder durch die bisher vorgeschlagenen Gegenmaßnahmen nicht verbessern lassen. Die Zuordnung der Gewebe und Marker sieht wie folgt aus:

Zielstruktur	Marker
NFP	NSE, IDO/KMO
Mitochondrien M2	M2PK, LDH-Isoenzyme, BHI
GAD	Glutamat-GABA-Ratio (Neurotransmitterprofil, z. B. Tryptophanmetabolom von Biovis)
Nuclear Antigen	ANA, ANCA
Lebermikrosomen	ALAT, ASAT, GGT
TPO (Thyreoperoxidase)	TPO-AK, THS/T3/T4, Ultraschall
Phospholipide	Auto-APLA
ß-Catenin	*Kein Marker vorhanden*
tTG (tissue Transglutaminase)	Stuhllabor: α1-Antitrypsin, Calprotectin, sIgA
ß-Amyloid	*Kein Marker vorhanden*
ENA (Extractable nuclear antigen)	ANA, ANCA
Insulin-Rezeptor	HbA1c
Alpha-Myosin	NT-proBNP, CK-MB, LDH, bildgebende Verfahren
Actin	LDH-Isoenzyme
MBP	NSE, IDO/KMO
S-100	S-100, α1-Antitrypsin (Serum)

Abbildung 58: Körpereigene Ziele autoreaktiver Spike-Antikörper

Variante 2

Man kann auch die Probe aufs Exempel machen und grundsätzlich davon ausgehen, dass autoreaktive Antikörper im Blut zirkulieren. Aufgrund dieser Annahme führt man dann eine Art Blutwäsche durch, die die potenziell kritischen Antikörper aus der Blutbahn entfernt. Dieses Verfahren wird als Plasmapherese bezeichnet und ist seit vielen Jahren etabliert, unter anderem zur Behandlung von Autoimmunerkrankungen wie MS. Leider ist diese Prozedur relativ aufwendig und entsprechend mit hohen Kosten verbunden. Sie sind zwar in den letzten Jahren gesunken (ursprünglich über 2.500 €/Sitzung), liegen aber immer noch bei rund 500 € je Anwendung. Es ist daher gut möglich, dass der erste Durchlauf auf eigene Kosten erfolgen muss. Es gibt aber auch eine erfreuliche Nachricht: Im Erfolgsfall (Besserung der Beschwerden und der entsprechenden Marker) ist die Beweisführung abgeschlossen und die Krankenversicherung übernimmt ab diesem Zeitpunkt die Kosten (sowie wahrscheinlich auch rückwirkend die Gebühren für die erste Anwendung). Wie oft und in welchen Abständen diese Therapie wiederholt werden muss, ist individuell verschieden und lässt sich nicht prognostizieren. Auch ob erneute Infektionen mit einem Coronavirus die Autoimmunreaktion wiederbeleben, muss abgewartet und fallspezifisch beobachtet werden.

Variante 3

Mittlerweile gibt es die Möglichkeit, zumindest die Autoreaktion gegen die Mitochondrien direkt nachzuweisen. Deren permanente Zerstörung durch das Immunsystem würde ein enormes Problem darstellen, vor allem im Hinblick auf Fatigue und CFS. Zudem wäre jede etablierte Mitochondrien-Therapie frustrierend erfolglos: Das Immunsystem würde die Mitochondrien gegebenenfalls im gleichen Tempo zerstören, in dem sie nachgebildet werden, oder sogar noch schneller. Es handelt sich also um einen wichtigen Schwerpunkt der Abklärung. Das Prinzip dabei ist einfach, die labortechnische Umsetzung aber vergleichsweise ambitioniert. Sie wird nur in sehr wenigen spezialisierten Laboren vorgenommen, zum Beispiel vom MMD in Magdeburg. Man isoliert zunächst aus einer Blutprobe die Mitochondrien und das Plasma des Probanden. In einem ersten Schritt wird nun die Leistungsfähigkeit der Mitochondrien in isoliertem Zustand bestimmt. Der zweite Schritt besteht dann darin, den Mitochondrien das Plasma aus der Blutprobe zuzusetzen. Anschließend wird der Leistungstest der Mitochondrien wiederholt. Fallen die Ergebnisse deutlich schlechter aus, ist das Vorhandensein mitochondrienschädigender Faktoren im Plasma bewiesen.

Eine weitere Spielart der Autoimmunität ist das Entstehen völlig neuer Autoantikörper, die nicht mehr auf den Spike-Protein-Antikörpern basieren. Das wichtigste Beispiel hierfür ist bislang die Bildung von G-Protein-Rezeptor-Autoantikörpern. Ein sperriges Wort, weswegen sich die Abkürzung GPCR-AK (G-Protein-Coupled-Receptor-Antikörper) etabliert hat. Teilweise wird auch noch die Bezeichnung „Auto" vorangestellt, um zu unterstreichen, dass es um autoreaktive Antikörper geht: Auto-GPCR-AK. Was sind das nun für Strukturen?

Die Tätigkeiten unserer Zellen müssen pausenlos aufeinander abgestimmt werden, um ähnlich wie in einem Orchester ein harmonisches Zusammenwirken und Funktionieren im Organismus zu gewährleisten. Zu diesem Zweck schüttet unser Körper laufend zahlreiche Botenstoffe aus, die den Zellen signalisieren, was gerade zu tun oder zu lassen ist. Ein bekanntes Beispiel für solche Botenstoffe sind die Hormone. Kommt nun der Botenstoff an der Zelle an, bindet er in den meisten Fällen an Rezeptoren außen auf der Zellhülle, der Zellmembran. Die Bindung erfolgt nach dem Schlüssel-Schloss-Prinzip, sodass nur ein bestimmter Botenstoff einen bestimmten Rezeptor aktivieren kann. Aufgabe des Rezeptors ist es nun, das Signal ins Zellinnere weiterzuleiten, um die gewünschte Reaktion der Zelle auszulösen. Und um genau diese Signalweiterleitung geht es bei G-

Proteinen. Sie sind sozusagen die Telefonleitung, über die das Signal von außen ins Zellinnere übertragen wird. Rezeptoren, die solche G-Proteine nutzen, werden als G-Protein-gekoppelte Rezeptoren bezeichnet – eben die bereits erwähnten GPCR. Und von ihnen gibt es eine enorme Menge, über die Hunderte von unterschiedlichen Signalketten laufen. Wenn nun das Immunsystem diese Rezeptoren ins Visier nimmt, kann das Signal eines Botenstoffs nicht mehr in die Zelle gelangen – die Zelle wird gewissermaßen taub für diesen Botenstoff, weil die Telefonleitung zerschnitten wurde. Da dies gleichzeitig zahlreiche unterschiedliche Botenstoffe betrifft und Zellen in allen denkbaren Organen und Geweben, entsteht im Handumdrehen ein enormes Chaos im Körper. Ein abgestimmtes, harmonisches und effektives Zusammenwirken der Milliarden von Einzelzellen ist nicht mehr möglich – mit unabsehbaren Konsequenzen und einer potenziell schier unendlichen Anzahl von Beschwerden und Symptomen. Dieses Phänomen ist keineswegs neu, sondern wurde bereits bei anderen postinfektiösen Syndromen beobachtet, vor allem bei CFS nach Mononukleose. Diese Infektionskrankheit, auch als Pfeiffersches Drüsenfieber bekannt, wird durch EBV (Eppstein-Barr-Virus) verursacht. Betroffene dieses Post-EBV-CFS testen häufig positiv auf Auto-GPCR-Antikörper, da auch dieses Virus das Immunsystem zu Autoreaktivität veranlasst. Eine Berliner Firma entwickelte bereits vor einiger Zeit einen Wirkstoff, der in der Lage ist, GPCR-Autoantikörper zu neutralisieren. Ausgangslage für diese Entwicklung war eine spezielle Form der autoimmunen Herzmuskelentzündung[92]. Der Wirkstoff bindet an die

173

Autoantikörper, deaktiviert sie und die autoimmune Schädigung der Rezeptoren stoppt sofort. Bei dem Wirkstoff handelt es sich um ein sogenanntes „Aptamer", ein Oberbegriff für kleine Proteine (Peptide) und Oligonukleotide, die ein bestimmtes Zielmolekül binden und dadurch neutralisieren können. Der Name der Firma ist *Berlin Cure*, der Wirkstoff heißt daraus abgeleitet *BC007*. Der Wirkstoff wird intravenös verabreicht, die Infusion dauert weniger als eine Stunde. In der Blutbahn verteilt sich BC007 umgehend und neutralisiert sofort die Autoantikörper. Sie werden zuerst komplett umschlossen, sodass sie nicht mehr reagieren können, und anschließend abgebaut. Im Rahmen einer klinischen Studie der Universitätsklinik Erlangen wurden bereits mehrere Patienten erfolgreich mit BC007 gegen Long-Covid behandelt. Die Besserung der Beschwerden war durchschlagend, schnell und anhaltend[93]. Ob und in welchen Abständen die Behandlung wiederholt werden muss, ist noch unklar; hier sind weitere Untersuchungen und Erfahrungswerte notwendig. Ein Handicap ist der aktuelle Status des Medikaments: Es befindet sich noch in der Zulassungsphase (Phase 1 abgeschlossen) und ist daher bislang nicht allgemein verfügbar. Für Betroffene ist es somit nicht einfach, Zugang zu dieser Therapie zu erhalten. Zwei Möglichkeiten gäbe es aber: die Teilnahme an einer laufenden klinischen Studie mit BC007 (Übersicht beim Hersteller einsehbar, Phase-II-Studien werden voraussichtlich 2022 beginnen) oder ein individueller Heilversuch. Darunter versteht man einen unkonventionellen therapeutischen Ansatz, der außerhalb der Leitlinien liegt und beispielsweise einen experimentellen Wirkstoff umfasst.

Voraussetzung ist grundsätzlich, dass erstens der behandelnde Arzt bereit ist, die Verantwortung zu übernehmen, und zweitens der Patient die (unbekannten) Risiken akzeptiert. Ob und in welchem Umfang der Hersteller den Wirkstoff in Zukunft Verfügung stellt, ist Stand heute noch unklar. Bislang werden von Berlin Cure individuelle Heilversuche leider nicht unterstützt (Stand Dezember 2021). Glücklicherweise steht mit Rituximab aber eventuell eine bereits zugelassene Alternative zur Verfügung (siehe Therapie-Optionen). Der allererste Schritt aber muss sein, zu prüfen, *ob* man überhaupt ein geeigneter Kandidat für BC007 ist. Dafür wird im Labor untersucht, ob GPCR-Antikörper vorhanden sind. Leider wird diese Untersuchung nur von wenigen spezialisierten Laboren angeboten. Eine Möglichkeit ist Berlin Cure zu kontaktieren oder das IMD-Labor in Berlin (Institut für medizinische Diagnostik), das routinemäßig ein GPCR-Profil anbietet. Fällt das Ergebnis positiv aus, wäre eine Behandlung mit BC007 äußerst erfolgversprechend. Alternativ zur Therapie mit dem Aptamer wird bereits seit fast 20 Jahren die Plasmapherese eingesetzt, um derartige Antikörper aus dem Blut zu entfernen[94]. Dieses Verfahren steht allen jederzeit zur Verfügung (vgl. auch „Therapieoptionen bei Autoimmunität"). Die Abklärung von GPCR-Autoantikörpern ist von hoher Bedeutung, da sie für einen Großteil der Beschwerden verantwortlich sein können.

Als besonders beunruhigend in diesem Zusammenhang muss die folgende Tatsache angesehen werden: Viele der genannten Autoreaktionen werden nicht durch das *Virus als solches* hervorgerufen, sondern durch *Antikörper gegen das Spike-Protein*. Das Spike-Protein aber wird im Rahmen der genetischen Impfung (sowohl DNA- als auch RNA-Impfstoffe) von gesunden, körpereigenen Zellen in ihre Zellwand eingebaut. Daraus ergibt sich gleich ein doppeltes Risiko: Zum einen werden die betroffenen Zellen vom Immunsystem als Feind aufgefasst und vernichtet. Die Impfung führt daher automatisch und unweigerlich zu einem Angriff des Immunsystems auf den eigenen Körper. Dies ist in der Geschichte der Impfung einmalig und geschieht bei keinem anderen Impfstoff. Da sich die Impfstoffe überall im Körper verteilen und nicht auf den Injektionsort begrenzt bleiben, können von dieser Autoreaktion potenziell alle Gewebe und Organe betroffen sein. Ein berühmtes Beispiel ist die Myokarditis nach Impfung, speziell bei jüngeren Menschen. Das zweite Risiko sind die Antikörper, die letztlich gebildet werden, da sie Antikörper gegen das Spike-Protein sind. Ebendiese haben aber die fatale Tendenz, körpereigene Strukturen anzugreifen (siehe Abbildung 57). Aus diesen Gründen besteht auch nach einer Corona-Impfung ein erhebliches Risiko für Autoimmunreaktionen. Tatsächlich dürfte ein Großteil der langfristigen Impfschäden darauf zurückzuführen sein.

Im Wesentlichen stehen vier Möglichkeiten zur Verfügung, um Autoimmunität in den geschilderten Varianten zu behandeln. Dabei gibt es für jede Methode Vor- und Nachteile, im Einzelfall kann es auch notwendig sein, mehrere Ansätze miteinander zu kombinieren.

Methode	Vorteil	Nachteil	Geeignet für
BC007	Schnell wirksam, keine großen Nebenwirkungen	Verfügbarkeit stark eingeschränkt, experimentell	Nur bei Auto-GPCR-AK
Steroide (Cortisol)	Bewährt, einfach, geringer Aufwand	Häufig Nebenwirkungen	Generell
Plasmapherese (Immunadsorption)	Schnell wirksam, schonend und spezifisch, Immunsystem wird nicht gehemmt	Hohe Kosten, eingeschränkte Verfügbarkeit, Wiederholung ggf. notwendig	Alle Auto-AK

177

Immunsuppressiva	Decken auch autoreaktive T-Zellen ab, leicht verfügbar, einfache Einnahme	Massive Hemmung des Immunsystems mit erhöhtem Infektionsrisiko	Fälle, in denen andere Methoden versagt haben

Abbildung 60: Übersicht der Behandlungsansätze bei Autoimmunität

Es ist Aufgabe des behandelnden Arztes, zu entscheiden, welcher Ansatz oder welche Kombination am sinnvollsten ist. Als Entscheidungsgrundlage sollte eine detaillierte Prüfung der Situation durch Laboruntersuchungen dienen. Unabhängig von der rein technischen Seite werden auch organisatorische und finanzielle Aspekte zu berücksichtigen sein. Es ist zudem denkbar, dass die Strategie im Verlauf angepasst werden muss. Die Plasmapherese (bzw. Immunadsorption) wird sich immer dann anbieten, wenn gleich mehrere unterschiedliche Autoantikörper vorliegen und wenn ihr Einsatz zu einer längeren Verbesserung führt. Beispiel: Reicht eine Sitzung Plasmapherese, um die Beschwerden für mehrere Monate auszuschalten, dann liegt ein günstiges Kosten-Nutzen-Verhältnis vor. Müsste man das Verfahren aber monatlich einsetzen, steht der Aufwand nicht mehr im Verhältnis zum Ergebnis – hier wird man in der Folge auf eine medikamentöse Therapie umschwenken. Diese wiederum sollte mit Cortisol begonnen werden, da es das Immunsystem weniger stark unterdrückt als die vollwertigen Immunsuppressiva. Sie stellen eher die

Ultima Ratio dar, also das Instrumentarium, das zum Einsatz kommt, wenn alle anderen Möglichkeiten ausgeschöpft sind. Der deutlich erhöhten Infektanfälligkeit, die sich hier einstellen wird, muss Rechnung getragen werden durch geeignete Präventionsmaßnahmen und zügige Behandlung auch bei leichtesten Infektionszeichen. Cortisol kann in Einzelfällen noch aus einem weiteren Grund eine ausgezeichnete Wahl sein: Es gibt Hinweise, dass SARS-CoV2 die Wirkung von Cortisol im Organismus hemmt oder schädigt. Momentan werden hier mehrere Mechanismen diskutiert, wobei folgende plausibel erscheinen: Zum einen unterdrücken Bestandteile des Virus (virale RNA und Proteine) in den infizierten Zellen die Funktion des Cortisol-Rezeptors. Die betroffene Zelle wird also taub gegenüber diesem Hormon. Cortisol wird dann zwar ausgeschüttet, kann aber seine Wirkung nicht mehr ausreichend entfalten[95]. Zum anderen ähneln bestimmte Strukturen des Virus dem körpereigenen ACTH. Es ist das Steuerhormon des Cortisols; wird es gebildet, löst es die Ausschüttung von Cortisol aus. Aufgrund der Ähnlichkeit kann nun Folgendes passieren: Es werden Antikörper gebildet, die nicht nur das Virus, sondern auch das ACTH angreifen (ACTH-Auto-Antikörper). Der Körper kann daraufhin nicht mehr ausreichend Cortisol bilden und freisetzen. In beiden Fällen käme es zu einer Cortisol-Insuffizienz – einmal durch Fehlfunktion des Rezeptors, einmal durch schieren Mangel. Es ergibt daher Sinn, mithilfe eines Cortisol-Tagesprofils zu prüfen, ob der Spiegel erhöht (Rezeptor-Problem) oder vermindert ist (Bildungsproblem). In beiden Fällen löst man das Problem durch die Gabe von Cortisol, sei es in Form des körperanalogen

Hydrocortison oder des stärkeren synthetischen Dexamethason. Wichtig ist die Prüfung mithilfe eines Tagesprofils, da nur so subtile Veränderungen festgestellt werden können. Spiegelmessungen aus einer Blutprobe sind sehr häufig nicht aussagekräftig oder falsch-negativ.

Gängige Wirkstoffklassen bei Immunsuppressiva sind:

Wirkstoffklasse	Beispiel	Mechanismus
Zytostatika	MTX	Hemmen die Bildung von Abwehrzellen im Knochenmark
Calcineurin-Inhibitoren	Ciclosporin, Tacrolimus	Hemmen die Reifung und Aktivierung von Lymphozyten
mTOR-Inhibitoren	Rapamycin	Hemmen die Bildung von Lymphozyten

| Monoklonal e Antikörper | Rituxima b | Hemmt die B-Lymphozyte n |

Abbildung 61: Übersicht der unterschiedlichen Immunsuppressiva

Speziell Rituximab ist hier eine große Hoffnung und könnte sich für viele als Ersatz für BC007 eignen. In einer bahnbrechenden klinischen Studie in Norwegen konnte bei 67% der teilnehmden CFS-Patienten durch wenige Anwendungen eine deutliche und lang anhaltende Verbesserung der Beschwerden erzielt werden (über 25 Wochen)[96].

Eine mögliche Strategie könnte so aussehen:

1. Bestimmung der bislang bekannten Auto-Antikörper
2. Messung des Entzündungsniveaus mittels sensibler Parameter (vgl. Abklärung einer Silent inflammation)
3. Durchführung einer Plasmapherese
4. Erneute Bestimmung von Antikörpern und Entzündungswerten
5. Abhängig vom Ergebnis
   a. Wiederholung der Plasmapherese
   b. Wechsel auf Cortisol und weitere Entzündungshemmer
   c. Wechsel auf Immunsuppressiva: Hier sollte zuerst Rituximab versucht werden, bevor Zytostatika zum Einsatz kommen
6. Für den Fall das Plasmapherese nicht möglich ist, könnte mit Dexamtheason und Rituximab begonnen werden

ANHALTENDE ABWEHRSCHWÄCHE: DAS TROJANISCHE PFERD

Ein weiteres Problem, das sich herauskristallisiert, ist die anhaltende Schwächung des Immunsystems im Anschluss an Infektion oder Impfung. Sie bringt zwei wesentliche Probleme mit sich:

1. Das Risiko für Infektionen mit weiteren Erregern steigt deutlich an.
2. Bereits vorher bestehende chronische und latente Infektionen können reaktiviert werden.

Der erste Punkt, höheres Risiko für Neuinfektionen, ist dabei etwas einfacher. Kommt es zu einer neuen akuten Infektion, treten typischerweise Beschwerden auf, die den Rückschluss auf eine Infektion als Ursache der Beschwerden zulassen. Es wird eher selten vorkommen, dass diese Zuordnung nicht gelingt, dank akuter und gut feststellbarer Allgemeinsymptome wie Fieber. Zu beachten ist hier: Gerade die Impfungen weisen diesbezüglich ein hohes Problempotenzial auf. Denn direkt im Anschluss an die Impfung sinkt die Anzahl der Abwehrzellen (speziell der effektiveren, lernfähigen Lymphozyten) massiv, wie bereits in den Zulassungsstudien erkannt wurde.[97]. Dieser Effekt hält unterschiedlich lange an, im Mittel 5–10 Tage. Innerhalb dieser Zeit haben Geimpfte ein dramatisch erhöhtes Infektionsrisiko (+ 100 %), der Immunstatus entspricht dem eines Patienten nach einer Chemotherapie oder unter Medikation mit Immunsuppressiva[98]. Leider wird dieser Umstand den Geimpften nicht mitgeteilt und generell nicht thematisiert. Geimpfte sollten daher in der ersten Woche nach der Impfung möglichst vorsichtig sein, Kontakte vermeiden und kleinste Anzeichen einer Infektion ernst nehmen beziehungsweise umgehend darauf reagieren. Selbiges gilt für Long-Covid-Patienten, bei denen eine Abwehrschwäche festgestellt wurde. Ratschläge hierzu finden Sie im Abschnitt „Stärkung des Immunsystems". Komplexer ist aus mehreren Gründen das zweite Geschehen, die Reaktivierung bestehender Infektionen.

Reaktivierung chronisch-latenter Infektionen

Zum einen sind solche chronischen Infekte häufig nicht bekannt.
Normalerweise hat das Immunsystem die betreffenden Erreger im Griff –
sie sind zwar im Organismus, haben aber keine Chance, großartig aktiv zu
werden. Folgerichtig verursachen diese Erreger erst einmal keine
Beschwerden und bleiben dadurch unerkannt, häufig über Jahre und
Jahrzehnte. Durch die Schwäche des Immunsystems bekommen sie nun
allerdings Oberwasser, werden aktiv und beginnen, Probleme zu
verursachen. Leider sind die daraus entstehenden Beschwerden unspezifisch
und Akutsymptome fehlen häufig, sodass es sehr schwierig wird, eine
korrekte Zuordnung vorzunehmen. Die meisten Menschen kennen ein
klassisches Beispiel aus diesem Bereich: Lippenherpes. Fast alle
Erwachsenen tragen das betreffende Herpesvirus (in diesem Fall Herpes
simplex) im Körper. Immer dann, wenn der Organismus und mit ihm das
Immunsystem geschwächt sind (Stress, akute Infektion, Einnahme
bestimmter Medikamente etc.), meldet sich das Herpesvirus; und pünktlich
dann, wenn wir es am wenigsten gebrauchen können, entwickeln sich die
schmerzhaften Bläschen auf den Lippen. Sie sind eher lästig und optisch
störend, jedoch nicht wirklich gefährlich. Aber es gibt auch weitere
Kandidaten, deren Reaktivierung ein völlig anderes, wesentlich größeres
Schadpotenzial besitzt. Beispielhaft möchte ich hier drei Erreger nennen,
die in diesem Kontext häufiger auftreten: EBV, Varizella zoster und

Borrelien. EBV haben wir bereits kennengelernt, als es um das Thema G-Protein-Autoantikörper ging. Varizella zoster ist der Erreger der Gürtelrose, einer sehr schmerzhaften und auch nicht ungefährlichen Erkrankung. Bei Borrelien handelt es sich um chronische Infektionen, die hauptsächlich wegen der neurologischen Beschwerden (Neuroborreliose) gefürchtet sind. Über die häufig auftretende Gürtelrose nach Covid-Erkrankung oder Impfung wird bereits in der Presse berichtet, über EBV und andere Kandidaten dagegen nicht. Das dürfte vorrangig daran liegen, dass bei Gürtelrose in den allermeisten Fällen ein sehr typischer Hautausschlag auftritt und die Reaktivierung somit leicht zu erkennen ist. EBV verursacht keine optischen Phänomene, kann aber eine enorme Anzahl unterschiedlicher, diffuser Beschwerden auslösen, die alles andere als eindeutig sind. Zu ihnen zählen unter anderem Müdigkeit und schnelle Erschöpfbarkeit, depressive Verstimmungen und Antriebsschwäche – alles Beschwerden, die bei Long-Covid häufig anzutreffen sind. Es leuchtet daher ein: Die Abklärung, ob ein solcher reaktivierter Infekt vorliegt oder nicht, besitzt erhebliche Bedeutung für die therapeutische Vorgehensweise. Ist eine Schädigung der Mitochondrien die Ursache einer Fatigue, so sind andere Maßnahmen angezeigt, als wenn es ursächlich um ein Virus ginge.

Standortbestimmung: Wie geht es dem Immunsystem?

Ein erster Schritt besteht darin, zu überprüfen, ob eine anhaltende Abwehrschwäche vorliegt. Die einfachste Methode ist dabei die Zählung der verschiedenen Abwehrzellen im Blut – sind hier einzelne oder mehrere Zelltypen vermindert, liegt auf jeden Fall ein Problem vor. Ein Differenzialblutbild (auch bekannt als „großes Blutbild" – so groß ist es eigentlich gar nicht) erlaubt dabei einen ersten Aufschluss, kostet nicht viel (ca. 10 €) und kann in jeder Arztpraxis abgenommen werden. Darüber hinaus stehen deutlich spezifischere und detailliertere Untersuchungsoptionen zur Verfügung, die aber aufwendiger, kostenintensiver und komplexer sind. Nur eine Minderheit der Praxen und Labore ist in der Lage, diese Untersuchungen vorzunehmen; beim Hausarzt ist die Wahrscheinlichkeit dafür eher gering. Konkret zur Verfügung stehen unter anderem folgende zielführende Möglichkeiten:

1. NK-Aktivität: Die natürlichen Killerzellen sind hauptsächlich dafür zuständig, Viren abzuwehren und Tumorzellen zu erkennen. Ist ihre Aktivität vermindert, sinkt die Fähigkeit, mit Viren fertig zu werden, erheblich.

2. Zytokinprofile: Aus ihnen lassen sich Hinweise sowohl auf reaktivierte Infekte als auch chronische Entzündungen und Funktionsschwäche des Immunsystems ablesen. Geprüft werden üblicherweise Interleukine (1, 2, 4, 6, 10, 17), Interferon-gamma und

TNF-alpha. Wir haben diese Methode bereits beim Thema „Neuroinflammation" kennengelernt.

3. CD-Profile: CD sind Oberflächenmerkmale, anhand derer sich die Unterklassen der Abwehrzellen sehr präzise ermitteln lassen – viel genauer und aussagekräftiger als mit einem großen Blutbild. Stellen Sie sich den Unterschied ähnlich vor wie bei der Betrachtung des Mondes mit bloßem Auge oder einem leistungsstarken Teleskop. Wichtig sind hier vor allem der Status der T-Helferzellen, der T-Killerzellen, der NK-Zellen sowie der T-Reg-Zellen.

Ebenfalls durch Laboruntersuchungen lässt sich die Frage beantworten, ob eine Reaktivierung älterer Infekte stattgefunden hat. Je nach Erreger kommen hier unterschiedliche Methoden zum Einsatz, die jeweils Vor- und Nachteile aufweisen. Um höchstmögliche Sicherheit und Aussagkraft zu erzielen, werden die verschiedenen Nachweistechniken häufig kombiniert. Eine kurze Übersicht der Vor- und Nachteile liefert die folgende Tabelle:

187

Methode	Vorteil	Nachteil
IgG-Antikörper	Sehr günstig & einfach	Bildet nur einen Teil des Immunsystems ab
LTT	Zeigt das gesamte spezifische Immunsystem	Teuer, nur in wenigen Laboren möglich
PCR	Direkter Erregernachweis	Teuer, keine Aussage über das Immunsystem

Abbildung 62: Vor- und Nachteile verschiedener fortgeschrittener Nachweismethoden bei Verdacht auf chronische Infektionen

Stärkung des Immunsystems I: Basismaßnahmen

Zur Verbesserung der Immunfunktion kann eine breite Palette an Werkzeugen beitragen. Einige davon sind grundsätzlicher Natur und sollten *immer* zum Einsatz kommen. Hierzu zählt eine ausgezeichnete Versorgung mit einschlägigen Mikro- und Makronährstoffen sowie Antioxidantien (vgl. Reduktion von Radikalenstress):

Mikronährstoffe	Vitamine	Fettlösliche (ADEK), B-Vitamine, Vitamin C
	Mineralstoffe	Insbesondere Zink, Selen, Kupfer, Mangan, Magnesium
	Co-Enzyme	Q10, PQQ, Liponsäure, NADH
Makronährstoffe	Aminosäuren	Alle essenziellen Aminosäuren; außerdem Cystein, Arginin und Glutamin
	Fettsäuren	$\Omega 3$ und $\Omega 9$, z. B. Krillöl
	Phospholipide	v. a. Phosphatidylcholin, z. B. Lecithin
	Nukleotide	Adenosin, Thymidin, Guanosin, Cytidin, Uridin

Abbildung 63: Basiskomponenten zur Unterstützung des Immunsystems; Bezugsquellen siehe „Basisprotokoll für Betroffene"

Stärkung des Immunsystems II: Sorgfalt bei Vitamin D

Besondere Beachtung muss hier Vitamin D geschenkt werden, da sein Stoffwechsel und damit seine Funktion etwas heikel sind. Es würde zu weit führen, das an dieser Stelle im Detail zu erläutern. Wir sollten uns aber einige der kritischen Punkte ansehen, um Fehler zu vermeiden und einen möglichst großen Nutzen zu gewährleisten:

1. Es gibt hauptsächlich zwei Formen von Vitamin D im Körper: das aktive 1.25OH D3 und die Speicherform 25OH D3.
2. Für eine gute Funktion müssen die beiden Formen in einem bestimmten Verhältnis vorliegen (Vitamin-D-Ratio). Ist dies nicht der Fall, wirkt Vitamin D entweder zu wenig oder unerwünschterweise pro-entzündlich!
3. Sehr hohe Vitamin-D-Dosen (> 50.000 IU) wirken hemmend auf das Immunsystem.
4. Entscheidend für die Funktion von Vitamin D ist der Vitamin-D-Rezeptor (VDR). Ist er beeinträchtigt, kann Vitamin D seine Aufgaben nicht erfüllen.

Vor dem Beginn einer Vitamin-D-Einnahme sollten unbedingt beide Formen bestimmt werden, nur so kann das bestmögliche Schema erarbeitet werden. Optimalwerte sehen folgendermaßen aus:

Parameter	Referenzbereich
1.25OH D3	50–110 pmol/L (bzw. 20–44 pg/L)
25OH D3	50–120 nmol/L (bzw. 20–50 ng/L)
Vitamin-D-Ratio	Unter 1

Abbildung 64: Optimalwerte Vitamin-D-Stoffwechsel

Je nach Abweichung ergeben sich unterschiedliche Gegenmaßnahmen:

Befund ▼▲	Maßnahme
▼ 1.25OH D3	Einnahme 25OH D3 mit 20.000 IU/Tag über 5
▼ 25OH D3	Tage, dann Erhaltung mit < 5.000 IU/Tag
▲ 1.25OH D3	Kein Vitamin D einnehmen, stattdessen Vitamin-D-Bindeprotein
▲ Vitamin-D-Ratio	Kein Vitamin D oder weniger als 2.000 IE/Tag, Vitamin-D-Bindeprotein einnehmen

Abbildung 65: Vorgehensweise bei Abweichungen im Vitamin-D-Stoffwechsel

Die Einnahme von Vitamin-D-Bindeprotein sollte immer kombiniert werden mit der Einnahme der wichtigsten Co-Faktoren: Calcium (< 500 mg/Tag), Magnesium (> 200 mg/Tag), Vitamin K2 und Vitamin A. Die Beachtung der Vitamin-D-Ratio kann in ihrer Bedeutung nicht genug betont werden, da sie die Funktionsfähigkeit des Vitamin-D-Rezeptors anzeigt. Nur wenn er optimal arbeitet, profitiert der Körper von Vitamin D. Bei einer Ratio von 2 und mehr ist die Vitamin-D-Funktion erheblich gestört, eine Einnahme kann dann Entzündungen fördern und das Immunsystem schwächen. Eine bewährte Kombination für diese Situation ist BIC Immun[99] in Verbindung mit Vitamin-D-Regulat[100].

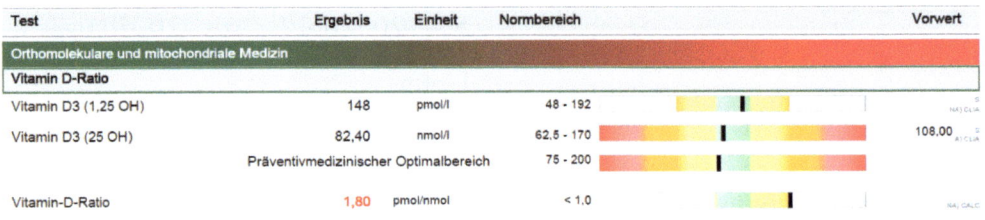

Test	Ergebnis	Einheit	Normbereich		Vorwert
Orthomolekulare und mitochondriale Medizin					
Vitamin D-Ratio					
Vitamin D3 (1.25 OH)	148	pmol/l	48 - 192		
Vitamin D3 (25 OH)	82,40	nmol/l	62.5 - 170		108,00
			Präventivmedizinischer Optimalbereich	75 - 200	
Vitamin-D-Ratio	1,80	pmol/nmol	< 1.0		

Abbildung 66: Typischer Vitamin-D-Status mit unzureichender Funktion des Vitamin-D-Rezeptors und zu hohen Spiegeln an 1.25 OH D3; Befund wurde freundlicherweise von Biovis zur Verfügung gestellt

Die obige Abbildung zeigt einen leider typischen Vitamin-D-Status: Die erhöhte Ratio weist auf eine unzureichende Funktion des Vitamin-D-Rezeptors hin. Zudem ist der Spiegel von 1.25OH D3 deutlich zu hoch. Die Einnahme von Vitamin D würde in dieser Situation zu Entzündungen im Körper führen, das Immunsystem also irritieren statt unterstützen. Für Menschen, die bereits an Entzündungen leiden, wäre das Ergebnis geradezu fatal.

192

Stärkung des Immunsystems III: Weitergehende Schritte

Nachdem die grundlegenden Maßnahmen umgesetzt worden sind (Mikro- und Makronährstoffe, Sanierung Vitamin D), kann es notwendig werden, noch einen Gang höher zu schalten. Zu diesem Zweck stehen sogenannte „In-vitro-Testungen" zur Verfügung. Die Grundidee ist einfach: Man isoliert aus einer Blutprobe des Patienten bestimmte Abwehrzellen (z. B. NK-Zellen oder Lymphozyten) und züchtet sie im Labor in einer Petrischale an. Anschließend werden verschiedene Wirkstoffe zugesetzt und es wird beobachtet, ob und in welchem Umfang eine Stimulation der Abwehrzellen stattfindet. So lassen sich individuell die bestmöglichen Substanzen ermitteln, die das Immunsystem stärken können. Am sinnvollsten ist es, zuerst zu ergründen, welche Teile des Immunsystems unterstützt werden müssen; gezielt diesen Zelltyp sollte man dann entsprechend untersuchen. Folgende Zellansätze haben sich mittlerweile etabliert:

- NK-Aktivierungstest
- Th1-Aktivierung (Dies umfasst T-Helferzellen und T-Killerzellen.)
- Th2-Aktivierung (Dies umfasst die Antikörper produzierenden B-Lymphozyten.)

Die Labore bieten zu diesem Zweck eine Auswahl von Wirkstoffen an, auf die getestet werden kann. Zusätzlich besteht die Möglichkeit, weitere Substanzen testen zu lassen; es muss dann nur eine Probe dieser Substanz zusammen mit der Blutprobe ins Labor geschickt werden. Typische Vertreter sind Vitamin C, Mistelpräparate, Pilzextrakte oder Polyphenole wie Curcumin oder Quercetin. Die Untersuchung wird nur von einigen Speziallaboren in Deutschland durchgeführt, sie sind im Anhang unter „Labore" aufgeführt.

BASIS-PROTOKOLL FÜR BETROFFENE

Covid-19 kann über den Körper hereinbrechen wie eine Naturkatastrophe. Und wie nach einer Naturkatastrophe geht es im Anschluss darum, die Trümmer zu beseitigen, die Schäden zu beheben und den Lebensraum wieder aufzubauen.

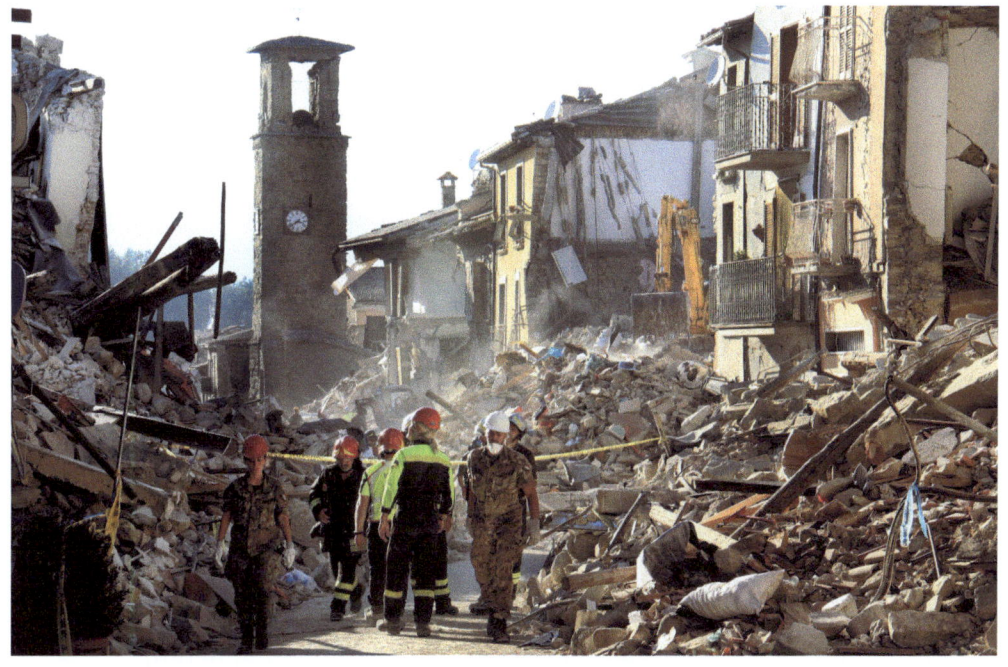

Abbildung 67: Die Folgen einer Naturkatastrophe können gewaltig sein - und dennoch gelingt es mit Fleiß und Hingabe, die Schäden zu beheben; *Quelle: shutterstock.com/Jose Carlos Alexandre*

Auch wenn das Bild der Zerstörung beängstigend sein mag und die Lage auf den ersten Blick hoffnungslos erscheint – dem ist nicht so. Zumal unser

Körper – im Gegensatz zu unserer Infrastruktur – die Fähigkeit zur Selbstheilung besitzt. In dem Moment, in dem wir unserem Organismus die benötigten Ressourcen und Werkzeuge zur Verfügung stellen, wird er beginnen, sich selbst zu heilen. Wir sollten also folgendermaßen vorgehen:

1. Großzügige Soforthilfe mit den grundlegendsten Ressourcen bereitstellen
2. Die Schäden begutachten und eine Schadensliste erstellen (vgl. auch „Übersicht Abklärung")
3. Darauf aufbauend spezifische und weitergehende Hilfe zur Verfügung stellen

Die anfängliche Soforthilfe muss alle Basiskomponenten umfassen, die ein biologisches System benötigt, sowohl auf Ebene der Mikro- als auch der Makronährstoffe. Die Mikronährstoffe (Vitamine und Spurenelemente) leuchten sofort ein und werden häufig auch „automatisch" eingesetzt (eine breite Basisversorgung bietet z. B. 360 Vital[101]). Anders sieht es bei den Makronährstoffen aus, diesbezügliche Defizite werden eher stiefmütterlich behandelt. Gerade bei Aminosäuren hinterlässt Covid-19 häufig große Defizite, wie wir bereits festgestellt haben. Wichtige Makronährstoffe, deren Versorgung sichergestellt werden muss, sind unter anderem:

Wichtige Makronährstoffe	
Aminosäuren	<ul><li>Alle <u>essenziellen</u> Aminosäuren</li><li>Zahlreiche Kapselpräparate, z. B. hier[102]</li><li>Auf klassische Muskelaufbaumischungen sollte wegen ihrer hohen Stickstofflast verzichtet werden.</li></ul>
Fettsäuren	<ul><li>Mehrfach ungesättigte Fettsäuren (v. a. Omega-3)</li><li>Optimal: Krillöl, z. B. hier[103]</li></ul>
Nukleotide	<ul><li>Die „vergessenen" Makronährstoffe wirken stark regenerativ.</li><li>Als Kapseln[104] oder Pulver[105]</li></ul>
Co-Enzyme	<ul><li>NADH, u. a. hier[30]</li><li>Q10 und PQQ (in Kombination u. a. hier[31])</li></ul>

Abbildung 68: Die wichtigsten Makronährstoffe für Regeneration

Zudem sollten die Mitochondrien mit „Hochleistungs-Sprit" versorgt werden. Dabei bieten sich Funktionszucker wie Galaktose an. Erwachsene sollten sich mit 30–50 g pro Tag eindecken (z. B. hier[106]).

197

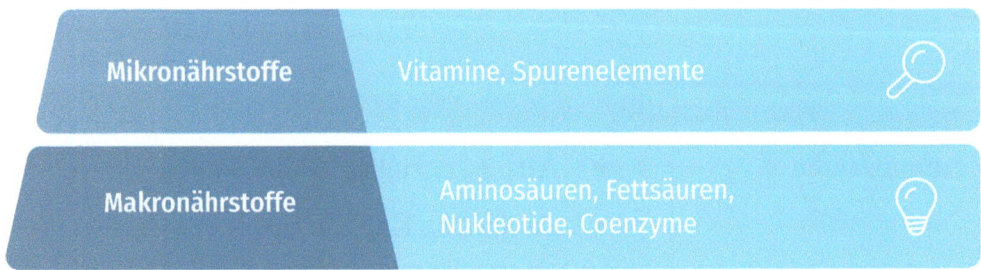

| Mikronährstoffe | Vitamine, Spurenelemente |
| Makronährstoffe | Aminosäuren, Fettsäuren, Nukleotide, Coenzyme |

Abbildung 69: Die Basis der Hilfe-Pyramide

Darüber hinaus werden sich im Anschluss an die Schadensbegutachtung individuell weitere Bedürfnisse ergeben. In den meisten Fällen werden sie im Bereich Antioxidation und Entzündungshemmung liegen. Es kann außerdem sein, dass apparative Therapien erforderlich werden; wir haben hier beispielsweise die Sauerstofftherapie oder die Plasmapherese kennengelernt. Es lassen sich an dieser Stelle auch keine allgemeingültigen Empfehlungen mehr abgeben, die möglichen Maßnahmen haben wir aber in den vorangegangenen Kapiteln besprochen. Ob und in welchem Umfang deren Einsatz sinnvoll oder erforderlich ist, kann nur nach einer individuellen Bestandsaufnahme entschieden werden. Deshalb empfiehlt es sich auch, diesbezüglich therapeutische Hilfe in Anspruch zu nehmen. Anlaufstellen finden Sie im Anhang unter „

Therapeutensuche" auf S. 208.

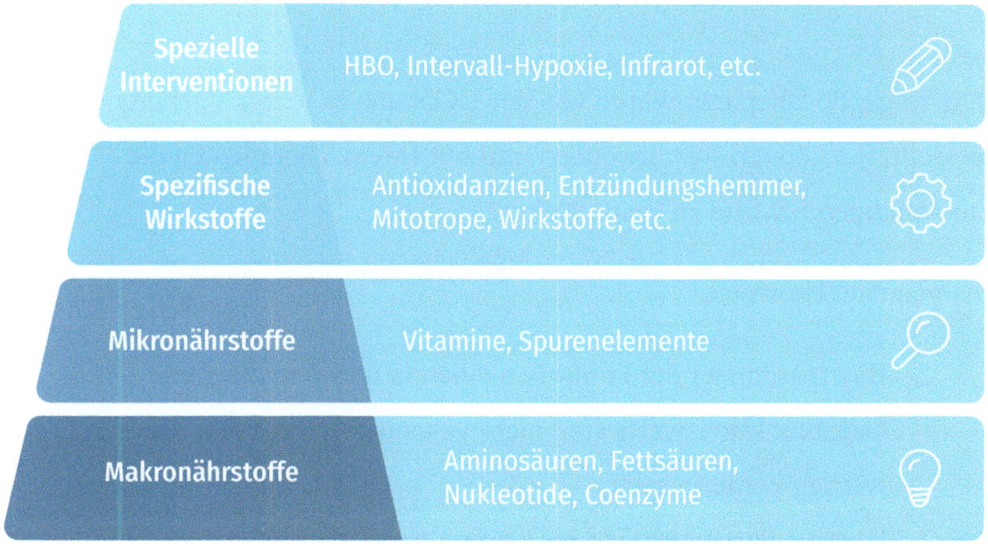

Spezielle Interventionen	HBO, Intervall-Hypoxie, Infrarot, etc.
Spezifische Wirkstoffe	Antioxidanzien, Entzündungshemmer, Mitotrope, Wirkstoffe, etc.
Mikronährstoffe	Vitamine, Spurenelemente
Makronährstoffe	Aminosäuren, Fettsäuren, Nukleotide, Coenzyme

Abbildung 70: Die Spitze der Hilfe-Pyramide sollte zusammen mit einem Therapeuten optimal gestaltet werden

ÜBERSICHT ABKLÄRUNG & UNTERSUCHUNGEN

Die folgende Übersicht wurde von der DGName e. V. zur Verfügung gestellt. Sie können sie verwenden, um mit Ihrem Therapeuten die notwendigen Schritte zu besprechen.

Allgemeine Hinweise:

1. Basisparameter der klinischen Chemie und grundlegende Organfunktionswerte sind nicht gesondert aufgeführt, sondern werden vorausgesetzt.

2. Kursive Parameter sind als zweite Wahl anzusehen und sollten nach Möglichkeit vermieden werden (z. B. geringere Sensitivität, Signifikanz oder Redundanz).

3. Apparative Abklärungsmaßnahmen sind nicht aufgeführt (z. B. Ultraschall, Spirometrie, CT etc.). Sie sollten Bestandteil der anfänglichen Ausschlussdiagnostik sein.

4. Welche Parameter im Einzelfall sinnvoll sind, muss anhand des klinischen Bilds, der Anamnese sowie der individuellen Vorgeschichte entschieden werden.

Zuordnung	Parameter		Bemerkung
Blutbild	Erythrozyten	+	Kompensation der Hypoxie
		-	Folgen der S1-induzierten Hämolyse (Verformungsstörung)
	RDW	+	Verformungsstörung der Erythrozyten
	Leukozyten	-	Anhaltende Leukopenie
	Lymphozyten	-	Anhaltende Lymphopenie
	Hb	-	Verformungsstörung der Erys
		+	Kompensation hypoxischer Zustände in Folge von Mikrothromben und Vaskulitis
	Thrombozyten	-	Folge der S1-induzierten Koagulopathie >> D-Dimer und PTT bestimmen
	MCV/MCH	+ / -	Anämie spezifizieren (Eisen, B9/12)
Kardio-vaskulär	D-Dimer	+	S1-induzierte Koagulopathie/Thrombosen
	NT-ProBNP	+	Myokardschädigung
	hsCRP	+	Vaskulitis/Endothelinflammation
Blut-Hirn-Schranke (BBB)	α-1-Antitrypsin (S)	+	Schädigung der BBB; im Sinne einer Neuroinflammation immer gemeinsam mit Trp-Metabolismus prüfen
	S-100		
	Calprotectin (S)		
Neuro-inflammation	Tryptophan	-	Trp-Depletion;
	Serotonin	-	CAVE: Substitution nur als 5-HTP SSRI dringend erwägen
	Kynurenin	+ / -	Neuroinflammation
	Quinolin	+	(NSE: ev. Autoreaktion gegen NFP)
	IDO	+	
	KMO	+	
	NSE	+	

Abbildung 71: Laborparameter zur Abklärung und Spezifizierung von Long-Covid/Post-Vakzin-Syndrom

201

Redox	Parameter		Bemerkung
	MDA-LDL/ oxLDL	+	Radikalenstress
	8-OHDG	+	
	Lipidperoxide	+	
	GSH/GSSG	+	Grenzwert 5:1 Thioldepletion NAC/ACC hoch dosiert CAVE: Thiolspiegel häufig falsch-negativ
NO-Stoffwechsel	Arginin	-	Arginin-Depletion >> NO-Mangel; CAVE: Mikroangiopathie (D-Dimer messen); Arginin nur, wenn Nitrostress oB
	Citrullin (U)	-	
	Citrullin (U)	+	Verdacht auf Nitrostress
	Methylmalons äure (U)	+	Nitrostress
	Nitrophenyl-Essigsäure (U)	+	
	BH4	-	Oxidose/Nitrostress; Uncoupling (KI für Arginin)

Abbildung 72: Fortsetzung von Abb. 70

202

Immunologie	CRP	+	Anhaltende Entzündung
	CRP	+	Anhaltende Entzündung
	IL-1	+	Neuroinflammation
	IL-2 (oder IL-2R)		Blood-Brain-Barrier-
	IL-6		Dysruption
	TNF-α		Silent inflammation
	IFN-γ (alternativ IP-10)		Autoimmunität
	IL-2(R), IFN-y/IP-10, TNF-α	-	Th-1-Insuffizienz
	IL-4	-	Th-2-Insuffizienz
	IL-10	-	Toleranzverlust
	IL-17	+	Chronisch-granulozytäre Entzündung
	Vitamin-D-Ratio	+	Vitamin-D-Dysruption Nur geringe Vitamin-D-Gaben; Bindeprotein
	1.25OH	+	Entzündung; Grenzwert sind 110 pmol (45 pg)
	Nicht-neutralisierende Spike-Antikörper	> 20 %	Verdacht auf ADE-Antikörper
	GPCR-AAb (Autoantikörper gegen G-Protein-	+	Untersuchung: Autoantikörper CFS bei IMD Berlin;

	gekoppelte Rezeptoren)		Therapieoption BC007/Plasmapherese
	ANA, ANCA	+	Allg. Autoreaktivität
	APLA (Antiphospholipid-AK i. Allgemeinen) ACLA (Anticardiolipin-AK)	+	Thromboseneigung
	TSH, T3/T4, TPO (Autoimmun-Thyreoditis)	+	Autoimmun-Thyreoditis
	Autoreaktive S1/N-AK	+	Nachweis durch Plasma-Challenge
	ALAT/ASAT/GGT	+	V. a. Autoimmun-Hepatitis
	GAD-Auto-AK	+	Glutamat-Überschuss
	Transglutaminase-Auto-AK	+	Pseudo-Zöliakie
	Cortisol-Tagesprofil	+ / -	Cortisol-Resistenz bzw. ACTH-Auto-AK

Abbildung 73: Fortsetzung von Abb. 70

204

SCHLUSSWORT

Wie leider zu erwarten zeichnet sich Folgendes ab: Long-Covid-Betroffene werden von der Politik weitestgehend vergessen. Vermehrte Rückmeldungen von niedergelassenen Kolleginnen und Kollegen belegen, dass diese Patienten in großer Zahl durch das Raster der konventionellen Medizin fallen. Noch erschreckender ist aber: Identische und häufig noch gravierendere Beschwerden finden sich auch bei Menschen, die eine Corona-Impfung erhalten haben. Dabei stechen die RNA-Präparate (Pfizer, Moderna) hervor, aber auch die Vektor-Vakzine (AstraZeneca, Johnson & Johnson) sind gut vertreten. Die Zahl dieser Post-Vakzin-Syndrome wächst enorm an, was in der Öffentlichkeit, in den Medien, aber auch in den medizinischen Fachgesellschaften nicht thematisiert wird. Tragischerweise birgt dieser Weg der Prävention offensichtlich erhebliche Risiken, an genau dem zu erkranken, was man eigentlich verhindern wollte. Aufgrund dieser Tatsache kann aus meiner Sicht nur davon abgeraten werden, diese Gentherapeutika weiterhin einzusetzen – zumal bei Kindern und Jugendlichen. Die Zukunft wird zeigen, ob wir rechtzeitig die Konsequenzen aus den auftretenden Problemen ziehen – ansonsten wäre es möglich, eine ganze Generation bereits in frühestem Alter in chronisch-kranke Menschen zu verwandeln.

Florian Schilling

ANHANG

LABORE

Biovis Diagnostik

Justus-Staudt-Str. 2

65555 Limburg-Offheim

Tel.: +49 6431 21248 0

info@biovis.de

www.biovis.de

IMD Institut für Medizinische Diagnostik Berlin-Potsdam

Nicolaistraße 22

12247 Berlin

+49 30 77001-322

info@imd-berlin.de

www.imd-berlin.de

GANZIMMUN Diagnostics

Hans-Böckler-Str. 109-111

55128 Mainz

DEUTSCHLAND

www.ganzimmun.de

Lab4more

Augustenstraße 10

80333 München

Deutschland

089 - 54 32 170

info(@)lab4more.de

www.lab4more.de

THERAPEUTENSUCHE

Leider haben sich viele Mediziner noch nicht mit den hier vorgestellten Themen und Hintergründen beschäftigt. Die Suche nach geeigneten Therapeuten kann für Betroffene daher mühsam und frustrierend sein. Um Ihnen diesen Teil des Weges zu erleichtern, finden Sie hier Anlaufstellen, die Ihnen fachkundige Hilfe in Ihrer Nähe vermitteln können. Generell sind Praxen empfehlenswert die sich bereits mit Krankheiten wie CFS, ME oder Fibromyalgie beschäftigen.

DGName e. V. Deutsche Gesellschaft für Naturstoffmedizin und Epigenetik

https://deutsche-gesellschaft-fuer-naturstoffmedizin-und-epigenetik.de

AMM – Akademie für menschliche Medizin

https://spitzen-praevention.com/netzwerkpartner-kategorie/aerzte-mediziner/

CHECKLISTE LONG-COVID

Die folgende Übersicht beinhaltet Symptome und Beschwerden, die nach derzeitigem Konsens gehäuft bei Long-Covid auftreten. Da eine eindeutige Definition noch nicht erfolgt ist, erhebt diese Liste keinen Anspruch auf abschließende Vollständigkeit, sondern entspricht aktuellen Leitlinien und Empfehlungen[107].

Atemwege	Herzkreislauf-System
o Atemnot o Husten	o Brustschmerz o Beklemmungsgefühle in der Brust o Herzrasen
Nervensystem	**Verdauungsapparat**
o Fatigue o Brain Fog o Kopfschmerzen o Schlafstörungen o Taubheitsgefühle o Sensibilitätsstörungen o Benommenheit o Konzentrationsstörungen o Gedächtnisstörungen	o Bauchschmerzen o Übelkeit o Durchfall o Appetitverlust

Bewegungsapparat	Psyche
o Gelenkschmerzen o Muskelschmerzen	o Depression o Angstzustände
HNO	**Haut**
o Tinnitus o Ohrenschmerzen o Wundheit im Rachenraum o Geschmacksverlust o Reduzierter Geruchssinn	o Ausschläge o Juckreiz

Abbildung 74: Checkliste Long-Covid

ABBILDUNGSVERZEICHNIS

212

215

STICHWORTVERZEICHNIS

FUßNOTEN

[1] SUDRE, C. H., MURRAY, B., VARSAVSKY, T., GRAHAM, M. S., PENFOLD, R. S., BOWYER, R. C., PUJOL, J. C., KLASER, K., ANTONELLI, M., CANAS, L. S., MOLTENI, E., MODAT, M., JORGE CARDOSO, M., MAY, A., GANESH, S., DAVIES, R., NGUYEN, L. H., DREW, D. A., ASTLEY, C. M., JOSHI, A. D., MERINO, J., TSERETELI, N., FALL, T., GOMEZ, M. F., DUNCAN, E. L., MENNI, C., WILLIAMS, F. M. K., FRANKS, P. W., CHAN, A. T., WOLF, J., OURSELIN, S., SPECTOR, T. & STEVES, C. J. 2021. Attributes and predictors of long COVID. *Nature Medicine,* 27, 626-631.

[2] PROF. DR. HELLWIG, S. 2021. „Long-COVID-Syndrom" – Müde, abgeschlagen, depressiv? . Universitätsklinikum Freiburg: YouTube.

[3] MENGES, D., BALLOUZ, T., ANAGNOSTOPOULOS, A., ASCHMANN, H. E., DOMENGHINO, A., FEHR, J. S. & PUHAN, M. A. 2021. Burden of Post-COVID-19 Syndrome and Implications for Healthcare Service Planning: A Population-based Cohort Study. *medRxiv*, 2021.02.27.21252572.

[4] FUNKE-CHAMBOUR, M., FELDMEYER, L., HOEPNER, R., HUYNH-DO, U., MAURER, B., REXHAJ, E. & GEISER, T. 2021. Das Long-COVID-Syndrom – ein neues Krankheitsbild nach COVID-19-Infekt. *Praxis,* 110, 377-382.

[5] EBNER, L., FUNKE-CHAMBOUR, M., VON GARNIER, C., FERRETTI, G., GHAYE, B. & BEIGELMAN-AUBRY, C. 2020. Imaging in the aftermath of COVID-19: what to expect. Springer.

[6] GEORGE, P. M., WELLS, A. U. & JENKINS, R. G. 2020. Pulmonary fibrosis and COVID-19: the potential role for antifibrotic therapy. *The Lancet Respiratory Medicine,* 8, 807-815.

[7] ENGIN, A. B., ENGIN, E. D. & ENGIN, A. 2021. Current opinion in neurological manifestations of SARS-CoV-2 infection. *Current Opinion in Toxicology,* 25, 49-56.

[8] KUBÁNKOVÁ, M., HOHBERGER, B., HOFFMANNS, J., FÜRST, J., HERRMANN, M., GUCK, J. & KRÄTER, M. 2021. Physical phenotype of blood cells is altered in COVID-19. *Biophysical Journal*.

[9] MITOCARE (2021c) ‚HAEMATOGEN', Available: https://mitocare.de/Produkte/CL02-Herz-Gefaesse-Blut/haematogen.aspx (Accessed 25.07.21).

[10] KG, B. G. & CO (2021) ‚MoFerrin® 21', Available: https://www.biogena.com/de-DE/produkte/moferrin-21-60-kapseln.html (Accessed 25.07.21).

[11] TALOTTA, R. & ROBERTSON, E. 2020. Autoimmunity as the comet tail of COVID-19 pandemic. *World journal of clinical cases,* 8, 3621-3644.

[12] DGPI 2021. PIMS Survey Update: 2021, Kalenderwoche 27.

[13] HICKIE, I., DAVENPORT, T., WAKEFIELD, D., VOLLMER-CONNA, U., CAMERON, B., VERNON, S. D., REEVES, W. C. & LLOYD, A. 2006. Post-infective and chronic fatigue syndromes precipitated by viral and non-viral pathogens: prospective cohort study. *BMJ,* 333, 575.

[14] KRÄHENBÜHL, S. 2001. Mitochondria: important target for drug toxicity? *Journal of Hepatology,* 34, 334-336.

[15] WILL, Y., SHIELDS, J. E. & WALLACE, K. B. 2019. Drug-Induced Mitochondrial Toxicity in the Geriatric Population: Challenges and Future Directions. *Biology,* 8, 32.

[16] IBRAHIM, H., PERL, A., SMITH, D., LEWIS, T., KON, Z., GOLDENBERG, R., YARTA, K., STANILOAE, C. & WILLIAMS, M. 2020. Therapeutic blockade of inflammation in severe COVID-19 infection with intravenous N-acetylcysteine. *Clin Immunol,* 219, 108544.

[17] COLAFRANCESCO, S., ALESSANDRI, C., CONTI, F. & PRIORI, R. 2020. COVID-19 gone bad: A new character in the spectrum of the hyperferritinemic syndrome? *Autoimmunity Reviews,* 19, 102573.

[18] VALKO, M., MORRIS, H. & CRONIN, M. 2005. Metals, toxicity and oxidative stress. *Current medicinal chemistry,* 12, 1161-1208.

[19] SAMUNI, A., ARONOVITCH, J., GODINGER, D., CHEVION, M. & CZAPSKI, G. 1983. On the cytotoxicity of vitamin C and metal ions. *European Journal of Biochemistry,* 137, 119-124.

[20] SINGH, K. K., CHAUBEY, G., CHEN, J. Y. & SURAVAJHALA, P. 2020. Decoding SARS-CoV-2 hijacking of host mitochondria in COVID-19 pathogenesis. *American Journal of Physiology-Cell Physiology,* 319, C258-C267.

[21] CHENG, Z., ZHANG, D., CHEN, J., WU, Y., LIU, X., SI, L., ZHANG, Z., ZHANG, N., ZHANG, Z., LIU, W., LIU, H., ZHANG, L., SONG, L., DUNMALL, L. S. C., DONG, J., LEMOINE, N. R. & WANG, Y. 2020. A novel viral protein translation mechanism reveals mitochondria as a target for antiviral drug development. *bioRxiv,* 2020.10.19.344713.

[22] SALK (2021) ,The novel coronavirus' spike protein plays additional key role in illness - Salk Institute for Biological Studies', Available: https://www.salk.edu/news-release/the-novel-coronavirus-spike-protein-plays-additional-key-role-in-illness/ (Accessed 05.05.2021).

[23] BURTSCHER, J., CAPPELLANO, G., OMORI, A., KOSHIBA, T. & MILLET, G. P. 2020. Mitochondria: In the Cross Fire of SARS-CoV-2 and Immunity. *iScience,* 23, 101631.

[24] SALEH, J., PEYSSONNAUX, C., SINGH, K. K. & EDEAS, M. 2020. Mitochondria and microbiota dysfunction in COVID-19 pathogenesis. *Mitochondrion*.

[25] WOOD, E., HALL, K. H. & TATE, W. 2021. Role of mitochondria, oxidative stress and the response to antioxidants in myalgic encephalomyelitis/chronic fatigue syndrome: A possible approach to SARS-CoV-2 'long-haulers'? *Chronic Diseases and Translational Medicine*, 7, 14-26.

[26] BIOVIS (2021) ,Biovis Diagnostik MVZ GmbH', Available: https://www.biovis-diagnostik.eu/de/ (Accessed 18.02.2021).

[27] (2021a) ,MITOCHONDRIEN FORMULA', Available: https://mitocare.de/Produkte/CL04-Mitochondrien-Lebensenergie/Mitochondrien-Formula.aspx (Accessed 14.07.21).

[28] (2021f) ,Vitalstoffe - BIO360', Available: https://bio360.de/me_vitalstoffe/ (Accessed 14.07.21).

[29] PÁEZ-FRANCO, J. C., TORRES-RUIZ, J., SOSA-HERNÁNDEZ, V. A., CERVANTES-DÍAZ, R., ROMERO-RAMÍREZ, S., PÉREZ-FRAGOSO, A., MEZA-SÁNCHEZ, D. E., GERMÁN-ACACIO, J. M., MARAVILLAS-MONTERO, J. L., MEJÍA-DOMÍNGUEZ, N. R., PONCE-DE-LEÓN, A., ULLOA-AGUIRRE, A., GÓMEZ-MARTÍN, D. & LLORENTE, L. 2021. Metabolomics analysis reveals a modified amino acid metabolism that correlates with altered oxygen homeostasis in COVID-19 patients. *Scientific Reports*, 11, 6350.

[30] (2021d) ,Prof. George Birkmayer NADH', Available: https://birkmayer-nadh.com/ (Accessed 14.07.21).

[31] (2021c) ,PQQ TOTAL', Available: https://mitocare.de/Produkte/MITOcare-Neuheiten/PQQ-TOTAL.aspx (Accessed 14.07.2021).

[32] MITOCARE (2021g) ,POLYPHENOLE', Available: https://mitocare.de/Produkte/CL05-Redoxsystem-sekundaere-Pflanzenstoffe/Polyphenole.aspx (Accessed 17.02.2021).

[33] (2021e) ,TISSO Naturprodukte - Shop', Available: https://shop.tisso.de/Pro_Sirtusan_von_Tisso (Accessed 14.01.21).

[34] RINNEBERG, G. 2021. Kann die Hyperbare Sauerstofftherapie eine Therapieoption bei Long-COVID-19 sein? Ein Thesenpapier.

[35] OXYLIFE (2021) ,OxyHealth Hyperbaric Oxygen Chambers List of Products', Available: https://oxylifehyperbarics.com/products/ (Accessed 14.07.21).

[36] BENEDETTI, F., AGGIO, V., PRATESI, M. L., GRECO, G. & FURLAN, R. 2020. Neuroinflammation in bipolar depression. *Frontiers in psychiatry*, 11, 71.

[37] BERK, M., WILLIAMS, L. J., JACKA, F. N., O'NEIL, A., PASCO, J. A., MOYLAN, S., ALLEN, N. B., STUART, A. L., HAYLEY, A. C. & BYRNE, M. L. 2013. So depression is an inflammatory disease, but where does the inflammation come from? *BMC medicine,* 11, 1-16.

[38] STEFANIAK, J. & O'BRIEN, J. 2016. Imaging of neuroinflammation in dementia: a review. *Journal of Neurology, Neurosurgery & Psychiatry,* 87, 21-28.

[39] GLASSFORD, J. A. 2017. The neuroinflammatory etiopathology of myalgic encephalomyelitis/chronic fatigue syndrome (ME/CFS). *Frontiers in physiology,* 8, 88.

[40] ESPOSITO, G., PESCE, M., SEGUELLA, L., SANSEVERINO, W., LU, J. & SARNELLI, G. 2020. Can the enteric nervous system be an alternative entrance door in SARS-CoV2 neuroinvasion? *Brain, behavior, and immunity,* 87, 93-94.

[41] BOSTANCIKLIOĞLU, M. 2020. Temporal Correlation Between Neurological and Gastrointestinal Symptoms of SARS-CoV-2. *Inflammatory Bowel Diseases,* 26, e89-e91.

[42] PÁEZ-FRANCO, J. C., TORRES-RUIZ, J., SOSA-HERNÁNDEZ, V. A., CERVANTES-DÍAZ, R., ROMERO-RAMÍREZ, S., PÉREZ-FRAGOSO, A., MEZA-SÁNCHEZ, D. E., GERMÁN-ACACIO, J. M., MARAVILLAS-MONTERO, J. L., MEJÍA-DOMÍNGUEZ, N. R., PONCE-DE-LEÓN, A., ULLOA-AGUIRRE, A., GÓMEZ-MARTÍN, D. & LLORENTE, L. 2021. Metabolomics analysis reveals a modified amino acid metabolism that correlates with altered oxygen homeostasis in COVID-19 patients. *Scientific Reports,* 11, 6350.

[43] KATZ-AGRANOV, N. & ZANDMAN-GODDARD, G. 2021. Autoimmunity and COVID-19 – The microbiotal connection. *Autoimmunity Reviews,* 20, 102865.

[44] SEGAL, J. P., MAK, J. W. Y., MULLISH, B. H., ALEXANDER, J. L., NG, S. C. & MARCHESI, J. R. 2020. The gut microbiome: an under-recognised contributor to the COVID-19 pandemic? *Therapeutic Advances in Gastroenterology,* 13, 1756284820974914.

[45] FERRING (2021) ‚VSL-3‘, (Accessed 24.07.2021).

[46] BELANČIĆ, A. 2020. Gut microbiome dysbiosis and endotoxemia - Additional pathophysiological explanation for increased COVID-19 severity in obesity. *Obesity Medicine,* 20, 100302.

[47] BUZHDYGAN, T. P., DEORE, B. J., BALDWIN-LECLAIR, A., BULLOCK, T. A., MCGARY, H. M., KHAN, J. A., RAZMPOUR, R., HALE, J. F., GALIE, P. A., POTULA, R., ANDREWS, A. M. & RAMIREZ, S. H. 2020. The SARS-CoV-2 spike protein alters barrier function in 2D static and 3D microfluidic in-vitro models of the human blood–brain barrier. *Neurobiology of Disease,* 146, 105131.

[48] REYNOLDS, J. L. & MAHAJAN, S. D. 2021. SARS-COV2 Alters Blood Brain Barrier Integrity Contributing to Neuro-Inflammation. *Journal of Neuroimmune Pharmacology,* 16, 4-6.

[49] RHEA, E. M., LOGSDON, A. F., HANSEN, K. M., WILLIAMS, L. M., REED, M. J., BAUMANN, K. K., HOLDEN, S. J., RABER, J., BANKS, W. A. & ERICKSON, M. A. 2021. The S1 protein of SARS-CoV-2 crosses the blood–brain barrier in mice. *Nature Neuroscience,* 24, 368-378.

[50] KEMPURAJ, D., SELVAKUMAR, G. P., AHMED, M. E., RAIKWAR, S. P., THANGAVEL, R., KHAN, A., ZAHEER, S. A., IYER, S. S., BURTON, C., JAMES, D. & ZAHEER, A. 2020. COVID-19, Mast Cells, Cytokine Storm, Psychological Stress, and Neuroinflammation. *Neuroscientist,* 26, 402-414.

[51] KAUNDAL, R. K., KALVALA, A. K. & KUMAR, A. 2021. Neurological Implications of COVID-19: Role of Redox Imbalance and Mitochondrial Dysfunction. *Molecular Neurobiology.*

[52] HATI, S. & BHATTACHARYYA, S. 2020. Impact of Thiol–Disulfide Balance on the Binding of Covid-19 Spike Protein with Angiotensin-Converting Enzyme 2 Receptor. *ACS Omega,* 5, 16292-16298.

[53] EROĞLU, İ., EROĞLU, B. Ç. & GÜVEN, G. S. 2021. Altered tryptophan absorption and metabolism could underlie long-term symptoms in survivors of coronavirus disease 2019 (COVID-19). *Nutrition (Burbank, Los Angeles County, Calif.),* 90, 111308-111308.

[54] YANG, L., ZHOU, M., LI, L., LUO, P., FAN, W., XU, J., CHEN, Q., PAN, F., LEI, P., ZHENG, C. & JIN, Y. 2021. Characteristics of mental health implications and plasma metabolomics in patients recently recovered from COVID-19. *Translational Psychiatry,* 11, 307.

[55] BIOVIS (2021) ‚Biovis Diagnostik MVZ GmbH', Available: https://www.biovis-diagnostik.eu/de/ (Accessed 18.02.2021).

[56] ROMERO, I. A., RADEWICZ, K., JUBIN, E., MICHEL, C. C., GREENWOOD, J., COURAUD, P.-O. & ADAMSON, P. 2003. Changes in cytoskeletal and tight junctional proteins correlate with decreased permeability induced by dexamethasone in cultured rat brain endothelial cells. *Neuroscience Letters,* 344, 112-116.

[57] VINK, R. 2016. Magnesium in the CNS: recent advances and developments. *Magnesium Research,* 29, 95-101.

[58] GAO, F., DING, B., ZHOU, L., GAO, X., GUO, H. & XU, H. 2013. Magnesium sulfate provides neuroprotection in lipopolysaccharide-activated primary microglia by inhibiting NF-κB pathway. *journal of surgical research,* 184, 944-950.

[59] YOU, H. J., CHO, S.-E., KANG, S.-G., CHO, S.-J. & NA, K.-S. 2018. Decreased serum magnesium levels in depression: a systematic review and meta-analysis. *Nordic journal of psychiatry,* 72, 534-541.

[60] LUTGENDORF, M. A., IPPOLITO, D. L., MESNGON, M. T., TINNEMORE, D., DEHART, M. J., DOLINSKY, B. M. & NAPOLITANO, P. G. 2014. Effect of dexamethasone administered with magnesium sulfate on inflammation-mediated degradation of the blood-brain barrier using an in vitro model. *Reprod Sci,* 21, 483-91.

[61] SHNEIDER, A., KUDRIAVTSEV, A. & VAKHRUSHEVA, A. 2020. Can melatonin reduce the severity of COVID-19 pandemic? *International Reviews of Immunology,* 39, 153-162.

[62] TAN, D. X. & HARDELAND, R. 2020. Potential utility of melatonin in deadly infectious diseases related to the overreaction of innate immune response and destructive inflammation: focus on COVID-19. *Melatonin Research,* 3, 120-143.

[63] CARRILLO-VICO, A., LARDONE, P. J., ÁLVAREZ-SÁNCHEZ, N., RODRÍGUEZ-RODRÍGUEZ, A. & GUERRERO, J. M. 2013. Melatonin: Buffering the Immune System. *International Journal of Molecular Sciences,* 14, 8638-8683.

[64] LEONARDO-MENDONÇA, R. C., OCAÑA-WILHELMI, J., HARO, T. D., TERESA-GALVÁN, C. D., GUERRA-HERNÁNDEZ, E., RUSANOVA, I., FERNÁNDEZ-ORTIZ, M., SAYED, R. K. A., ESCAMES, G. & ACUÑA-CASTROVIEJO, D. 2017. The benefit of a supplement with the antioxidant melatonin on redox status and muscle damage in resistance-trained athletes. *Applied Physiology, Nutrition, and Metabolism,* 42, 700-707.

[65] PERMPOONPUTTANA, K., TANGWEERASING, P., MUKDA, S., BOONTEM, P., NOPPARAT, C. & GOVITRAPONG, P. 2018. Long-term administration of melatonin attenuates neuroinflammation in the aged mouse brain. *Excli j,* 17, 634-646.

[66] SWANSON (2021) ‚Triple Strength Melatonin', Available: https://swansoneurope.com/de/swanson-Melatonin-mit-dreifacher-Wirkung.html (Accessed 18.02.2021).

[67] EUROVITAL (2021) ‚Eurovital Deutschland - MELATONIN CREME 57g', Available: https://www.eurovital.com/de/product_detail.aspx?PID=20881&NAME=melatonin-creme-57g (Accessed 18.02.2021).

[68] SHI, Z., CHEN, Y., LU, C., DONG, L.-M., LV, J.-W., TUO, Q.-H., QIN, L., CHENG, S.-W., BU, L.-L., LIN, N., ZHU, X.-X., LIAO, D.-F. & LIU, X.-M. 2018. Resolving neuroinflammation, the therapeutic potential of the anti-malaria drug family of artemisinin. *Pharmacological Research,* 136, 172-180.

[69] SUPERSMART (2021) ‚Artemisinin', Available: https://www.super-smart.eu/de/boutique/immunsystem/artemisinin-erganzung-0796 (Accessed 24.07.21).

[70] MITOCARE (2021d) ‚Mitocare', Available: www.mitocare.de (Accessed 24.01.2021).

[71] LABANDEIRA-GARCIA, J. L., COSTA-BESADA, M. A., LABANDEIRA, C. M., VILLAR-CHEDA, B. & RODRÍGUEZ-PEREZ, A. I. 2017. Insulin-Like Growth Factor-1 and Neuroinflammation. *Frontiers in Aging Neuroscience, 9.*

[72] LIU, X.-F., FAWCETT, J. R., HANSON, L. R. & FREY, W. H. 2004. The window of opportunity for treatment of focal cerebral ischemic damage with noninvasive intranasal insulin-like growth factor-I in rats. *Journal of Stroke and Cerebrovascular Diseases,* 13, 16-23.

[73] ANITUA, E., PASCUAL, C., PÉREZ-GONZALEZ, R., ANTEQUERA, D., PADILLA, S., ORIVE, G. & CARRO, E. 2013. Intranasal delivery of plasma and platelet growth factors using PRGF-Endoret system enhances neurogenesis in a mouse model of Alzheimer's disease. *PloS one,* 8, e73118-e73118.

[74] BRABAZON, F., KHAYRULLINA, G., FREY, W. H. & BYRNES, K. R. 2014. Intranasal insulin treatment of traumatic brain injury. *JOURNAL OF NEUROTRAUMA,* 31, A106-A106.

[75] DE LA MONTE, S. M. & WANDS, J. R. 2008. Alzheimer's disease is type 3 diabetes-evidence reviewed. *J Diabetes Sci Technol,* 2, 1101-13.

[76] LIOUTAS, V.-A., ALFARO-MARTINEZ, F., BEDOYA, F., CHUNG, C.-C., PIMENTEL, D. A. & NOVAK, V. 2015. Intranasal Insulin and Insulin-Like Growth Factor 1 as Neuroprotectants in Acute Ischemic Stroke. *Translational Stroke Research,* 6, 264-275.

[77] BRABAZON, F., KHAYRULLINA, G., FREY, W. H. & BYRNES, K. R. 2014. Intranasal insulin treatment of traumatic brain injury. *JOURNAL OF NEUROTRAUMA,* 31, A106-A106.

[78] LI, H., SUN, J., WANG, F., DING, G., CHEN, W., FANG, R., YAO, Y., PANG, M., LU, Z.-Q. & LIU, J. 2016. Sodium butyrate exerts neuroprotective effects by restoring the blood-brain barrier in traumatic brain injury mice. *Brain Research,* 1642, 70-78.

[79] Ibid.

[80] MINER, J. J. & DIAMOND, M. S. 2016. Mechanisms of restriction of viral neuroinvasion at the blood–brain barrier. *Current Opinion in Immunology,* 38, 18-23.

[81] MITOCARE (2021b) ‚FLORA TOTAL', Available: https://mitocare.de/Produkte/MITOcare-Neuheiten/flora-total.aspx (Accessed 25.07.21).

[82] CENTROSAN (2021) ‚Butyrate (Sodium) BodyBio 100 Kps', Available: https://www.centrosan-shop.com/butyrate-sodium-bodybio-100-kps.html (Accessed 18.02.2021).

[83] HUUSKONEN, J., SUURONEN, T., NUUTINEN, T., KYRYLENKO, S. & SALMINEN, A. 2004. Regulation of microglial inflammatory response by sodium butyrate and short-chain fatty acids. *British Journal of Pharmacology,* 141, 874-880.

[84] SEGAIN, J.-P., DE LA BLÉTIÈRE, D. R., BOURREILLE, A., LERAY, V., GERVOIS, N., ROSALES, C., FERRIER, L., BONNET, C., BLOTTIÈRE, H. M. & GALMICHE, J.-P. 2000. Butyrate inhibits inflammatory responses through NFκB inhibition: implications for Crohn's disease. *Gut,* 47, 397-403.

[85] SÄEMANN, M. D., BÖHMIG, G. A., ÖSTERREICHER, C. H., BURTSCHER, H., PAROLINI, O., DIAKOS, C., STÖCKL, J., HÖRL, W. H. & ZLABINGER, G. J. 2000. Anti-inflammatory effects of sodium butyrate on human monocytes: potent inhibition of IL-12 and up-regulation of IL-10 production. *The FASEB Journal,* 14, 2380-2382.

[86] GLOVER, L. E., LEE, J. S. & COLGAN, S. P. 2016. Oxygen metabolism and barrier regulation in the intestinal mucosa. *The Journal of Clinical Investigation,* 126, 3680-3688.

[87] POLIS, B., GUREVICH, V., ASSA, M. & SAMSON, A. O. 2019. Norvaline Restores the BBB Integrity in a Mouse Model of Alzheimer's Disease. *International Journal of Molecular Sciences,* 20, 4616.

[88] LI, H.-Z., CHEN, J.-F., LIU, M. & SHEN, J. 2018. Effect of hyperbaric oxygen on the permeability of the blood-brain barrier in rats with global cerebral ischemia/reperfusion injury. *Biomedicine & Pharmacotherapy,* 108, 1725-1730.

[89] AGARWAL, R. & SHUKLA, G. S. 1999. Potential Role of Cerebral Glutathione in the Maintenance of Blood-Brain Barrier Integrity in Rat. *Neurochemical Research,* 24, 1507-1514.

[90] (2021b) ‚NEUROAKTIV‘, Available: https://mitocare.de/Produkte/CL07-Neurotransmitter-Psyche/NeuroAktiv.aspx (Accessed 25.01.21).

[91] VOJDANI, A., VOJDANI, E. & KHARRAZIAN, D. 2021. Reaction of Human Monoclonal Antibodies to SARS-CoV-2 Proteins With Tissue Antigens: Implications for Autoimmune Diseases. *Frontiers in Immunology,* 11.

[92] J. MUELLER, A. H. N. P. B. K. W. G. W. P. G. S. S.-R. I. S. G. G. M. G. A. S. M. (2021) ‚Abstract 1411 Das DNA basierte Therapeutikum BC007 eliminiert funktionell aktive, pathogene AutoantikÃ¶rper gegen G-Protein gekoppelte Rezeptoren bei Patienten mit Kardiomyopathie â□□ Ergebnisse einer Phase 1 Studie‘, Available: https://dgk.org/kongress_programme/jt2019/aV119.html (Accessed).

[93] DINGERMANN, T. (2021) ‚Ist ein Wirkstoff gegen Long-Covid in Sicht?‘, Available: https://www.pharmazeutische-zeitung.de/ist-ein-wirkstoff-gegen-long-covid-in-sicht-128192/ (Accessed 04.11.2021).

[94] WALLUKAT, G., MÜLLER, J. & HETZER, R. 2002. Specific removal of β1-adrenergic autoantibodies from patients with idiopathic dilated cardiomyopathy. *New England Journal of Medicine,* 347, 1806-1806.

[95] KINO, T., BURD, I. & SEGARS, J. H. 2021. Dexamethasone for Severe COVID-19: How Does It Work at Cellular and Molecular Levels? *International Journal of Molecular Sciences,* 22, 6764.

[96] FLUGE, Ø., BRULAND, O., RISA, K., STORSTEIN, A., KRISTOFFERSEN, E. K., SAPKOTA, D., NÆSS, H., DAHL, O., NYLAND, H. & MELLA, O. 2011. Benefit from B-Lymphocyte Depletion Using the Anti-CD20 Antibody Rituximab in Chronic Fatigue Syndrome. A Double-Blind and Placebo-Controlled Study. *PLOS ONE,* 6, e26358.

[97] PFIZER, A. 2020. Phase 1/2/3, Placebo-Controlled, Randomized, Observer-Blind, Dose-Finding Study to Evaluate the Safety, Tolerability, Immunogenicity, and Efficacy of SARS-CoV-2 RNA Vaccine Candidates Against COVID-19 in Healthy Individuals.

[98] VALENTINER-BRANTH, I. R. M.-H., HANNE-DORTHE, E., JENS, N., KATRINE FINDERUP, N., TYRA GROVE, K., KÅRE, M., KARINA LAUENBORG, M., ANN-SOFIE NICOLE, B. & PALLE 2021. Vaccine effectiveness after 1st and 2nd dose of the BNT162b2 mRNA Covid-19 Vaccine in long-term care facility residents and healthcare workers – a Danish cohort study.

[99] MITOCARE (2021a) ‚BIC Immune‘, *Mitocare* [Online]. Available: https://mitocare.de/Produkte/CL08-Immunsystem/bic-immune.aspx (Accessed 08.11.2021).

[100] MITOCARE (2021h) ‚Vitamin D Regulat‘, *Mitocare* [Online]. Available: https://mitocare.de/Produkte/CL09-Saeure-Basen-Mineralstoffe/Vitamin-D-Regulat.aspx (Accessed 08.11.2021).

[101] UNKAS (2021) ‚Vitalstoffe - BIO360‘, Available: https://bio360.de/me_vitalstoffe/ (Accessed 25.07.21).

[102] MYFAIRTRADE (2021) ‚Vegane Aminosäuren-Tabletten mit 8 Aminosäuren | myFairtrade‘, Available: https://www.myfairtrade.com/aminosaeuren/aminosaeuren-tabletten-essential-8.html (Accessed 25.07.21).

[103] NORSAN (2021) ‚Omega-3 Arktis Öl - NORSAN‘, Available: https://www.norsan.de/shop/omega-3-arktis/ (Accessed 25.07.21).

[104] MITOCARE (2021e) ‚NUKLEOTIDE‘, Available: https://mitocare.de/Produkte/CL06-Vitamin-D-Zellteilung/Nukleotide.aspx (Accessed 25.07.21).

[105] MITOCARE (2021f) ‚NUKLEOTIDE PULVER‘, Available: https://mitocare.de/Produkte/CL06-Vitamin-D-Zellteilung/nukleotide-pulver.aspx (Accessed 25.07.21).

[106] GESUNDHEITSMANUFAKTUR (2021) ‚D-Galactose Pulver - Schleimzucker‘, Available: https://www.gesundheitsmanufaktur.de/gesundo/d-galactose-pulver-schleimzucker (Accessed 25.07.21).

[107] NICE 2021. Common symptoms of ongoing symptomatic COVID-19 and post-COVID-19 syndrome | COVID-19 rapid guideline: managing the long-term effects of COVID-19 | Guidance | NICE. NICE.